精神疾患をもつ人を、病院でない所で支援するときにまず読む本

"横綱級"困難ケースにしないための技と型

小瀬古伸幸
Koseko Nobuyuki

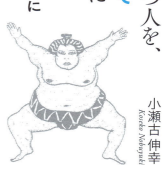

医学書院

●著者紹介

小瀬古 伸幸（こせこ・のぶゆき）

1977年生まれ。勉強が嫌いで中学卒業後はアルバイト生活へ。しかし高校に行っている友人の楽しそうな姿を見て2年遅れで定時制高校に入学。高校在学中に知り合いの勧めで大阪の精神科病院に就職。高校卒業後に准看護師、のちに正看護師へ。
2005年市立福知山市民病院附属看護学校卒業。同年、財団法人信貴山病院ハートランドしぎさんに入職。2012年精神科認定看護師取得。2014年訪問看護ステーションみのり*に入職。2016年訪問看護ステーションみのり奈良を開設し所長に。2019年4月から全国に10箇所ある訪問看護ステーションみのりの統括所長となり、教育と運営を担うこととなった。

＊「訪問看護ステーションみのり」──いわゆる「独立型」といわれる、病院に所属しない形での訪問看護ステーション（精神科専門）。困難ケースも拒まない姿勢が特徴。

精神疾患をもつ人を、病院でない所で支援するときにまず読む本
"横綱級"困難ケースにしないための技と型

発　行　2019年9月1日　第1版第1刷ⓒ
　　　　2025年4月15日　第1版第10刷

著　者　小瀬古伸幸
発行者　株式会社　医学書院
　　　　代表取締役　金原　俊
　　　　〒113-8719　東京都文京区本郷1-28-23
　　　　電話　03-3817-5600（社内案内）

印刷・製本　アイワード

本書の複製権・翻訳権・上映権・譲渡権・貸与権・公衆送信権（送信可能化権を含む）は株式会社医学書院が保有します．

ISBN978-4-260-03952-9

本書を無断で複製する行為（複写，スキャン，デジタルデータ化など）は，「私的使用のための複製」など著作権法上の限られた例外を除き禁じられています．大学，病院，診療所，企業などにおいて，業務上使用する目的（診療，研究活動を含む）で上記の行為を行うことは，その使用範囲が内部的であっても，私的使用には該当せず，違法です．また私的使用に該当する場合であっても，代行業者等の第三者に依頼して上記の行為を行うことは違法となります．

JCOPY〈出版者著作権管理機構　委託出版物〉
本書の無断複製は著作権法上での例外を除き禁じられています．複製される場合は，そのつど事前に，出版者著作権管理機構（電話03-5244-5088，FAX 03-5244-5089，info@jcopy.or.jp）の許諾を得てください．

まえがき

　本書は、精神疾患をもつ人を病院以外の場所で支援する、初心者からベテランまでを含むすべての人に向けて書きました。

　中身に入っていく前に、この本のサブタイトルにある「"横綱級"困難ケース」、この言葉について触れておきたいと思います。

　皆さんは「横綱級」と聞いて何を思ったでしょうか。支援者の方や家族の方であれば、自分たちが苦労をしながら実際に支援している人を思い浮かべたかもしれません。当事者の方であれば、「自分たちをバカにしたようなこのネーミングはなんとかならないの？」と思われたかもしれません。同じ言葉でも捉え方は立ち位置によって変わると思います。

　じつはそのように不快に感じるかもしれない人がいるかもしれないと思うと、「"横綱級"困難ケース」という言葉をタイトルに据えるかどうか、私もかなり悩みました。編集者と共に考えて、考えて、考えた末に、やっぱりこの言葉をサブタイトルに入れることにしました。その理由について、誤解がないように説明しておきたいと思います。

　私は精神科訪問看護の管理職をしていることもあり、訪問看護につながるか否かがわからない段階でも、支援者や家族から相談を受けることがあります。その際に「ちょっと問題が入り組んでいて、横綱級の方なんですけどね……」「うちの子は他の人と違って超ド級なんですけど……」といった前置きが付いていることがあります。

　それらの前置きからは、当該のケースたちを「手を焼かせる」「話が通じない感がある」「圧迫感を与えてくる」「要求が強い」「要求がわかりにくい」「手に負えない」と捉えていることがわかります。そして支援する側が「恐怖や怒り、嫌悪感」を抱いたり、「何を支援しているのかわからなく」なったり、「達成感が得られなく」なったりと、収拾をつけられない状態になっていることも伝わってきます。

　しかし一方の当事者たちに実際に話を聞いてみると、周りの人に対して大変な思いをさせたいなどと思っている人はいないのです。どちらかというと、どうにもならない状況を打破しようと試行錯誤を繰り返している人のほうが多いのです。ではなぜ、周りの人はその人を「難しい人」「超ド級」と感じるのでしょう。

　それは、この本の中でいろんなケースを挙げながら種明かししていきたいと思うのですが、私の経験上1つ言えることは、横綱級と言われる人たちはエネル

ギー水準が高いことが多いのです。「病気をもちながら地域で生活するのがしんどい。どうにかしたい」と、すごく高いエネルギーをもって試行錯誤を繰り返している人たちなのです。彼らの言動をそのように理解せず、本当の意味でちゃんと捉えないでいると、本人はそのエネルギーの使いどころがわからなくて、「お前らが悪いんやあっ！」となる。

　ですから、最初に出会う場面から、私たち支援者が何をする者なのかという説明をするのが重要です。「私たちがあなたをよくするんじゃありません。私たちを活用するのはあなたなんですよ」という説明をしておく必要があります。

　どうにかしたいというエネルギーの高さを、「自分がどうにかする」という方向に向けられれば、すごくいい利用者さんになり、卒業も早くなります。

　かくいう私も、かつてはどうしていいかわからず悩んだ経験があります。「私がなんとかしなければならない」という考えにとらわれて、本人の訴えに振り回された経験もあります。だから、支援する人たちが「横綱級」「超ド級」と感じるケースのことがわかるのです。

　そう考えると、みんなが横綱級困難ケースだと感じているものは、そのまま「横綱級ケース」と呼ばせてもらうことにして、その代わり、私自身はもうどんなケースも横綱級だと感じることはなくなりましたので、それがなぜなのかという理由と、相手を横綱級にしないための技と型を伝授する１冊にしたいと考えました。

　読者の皆さんが本書を読み終わり、行動に移した時から、横綱級ケースは横綱級ケースではなくなります。技と型を使いこなす支援者が増えていけば、横綱級ケースという言葉が世の中から消え、本書も役目を終えるのではないかと思っております。

　私からのお願いになりますが、この本を単なる読み物として終わらせず、「この技は使えそうだ」と少しでも感じたら必ず実践してみてください。かつての私がそうであったように、そこで勇気を出して踏み込むことによって、自分なりのやり方（パターンの組み合わせ）が見え、利用者のリカバリーはもとより、支援者として日々楽しく仕事ができる助けになるはずです。

精神疾患をもつ人を、病院でない所で支援するときにまず読む本
"横綱級"困難ケースにしないための技と型

目 次

まえがき ……………………………………………………… 004

| I 章 | 地域というのは、 病院とココが違います | ………………… 009 |

| II 章 | "横綱級"困難ケース ごとに見る技 |

横綱1 **リストカットがやめられない人** への対応技
〈解離性障害、境界性パーソナリティ障害〉……… 022

横綱2 **連続飲酒のループから
抜け出せない人** への対応技
〈アルコール依存症〉 ………………………………… 031

横綱3 **発話が少なく、
思いや言葉を出しにくい人** への対応技
〈統合失調症〉 ………………………………………… 039

横綱4 **子どもを虐待してしまうが、
その自覚がない人** への対応技
〈解離性障害〉 ………………………………………… 051

横綱5 **気をつけていても過活動になり、
その後のうつが避けられない人** への対応技
〈双極性障害〉 ………………………………………… 060

横綱6 母への要求が強く、イライラし、
引きこもりと暴力がある人への対応技
〈広汎性発達障害〉 ………… 069

横綱7 食事と飢餓感に思い込みとこだわりが
強く、横になってばかりいる人への対応技
〈強迫性障害〉 ………… 077

横綱8 要求をエスカレートさせていく人への対応技
〈双極性障害〉 ………… 085

横綱9 「訪問看護やめます」と
電話で伝えてくる人への対応技
〈適応障害〉 ………… 096

横綱10 家庭で孤軍奮闘し、怒りと
死にたい思いを抱いている人への対応技
〈双極性障害〉 ………… 103

横綱11 精神的ストレスからくる腰痛で、
生活が成り立たない人への対応技
〈うつ病〉 ………… 111

Ⅲ章 精神科訪問看護 必須の型

1 新規面接 ………… 122

2 重要事項説明書 ………… 128

3 看護計画 ………… 138

4 緊急電話および緊急訪問 ………… 148
【土俵際コラム】事務員の電話対応 ………… 157

5 救命時および死亡時 ………… 163
【土俵際コラム】その他の質問に答える ………… 170

"対応技"一覧 ………… 176

ちょっと長いあとがき ………… 180

●装幀・本文デザイン
松田行正＋梶原結実

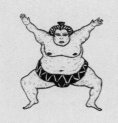

I 章

地域というのは、病院とココが違います

1. パターンで理解できたなら

🌀 1年半の暗中模索

　病院と違って自分1人で利用者宅へうかがうことが多い訪問看護では、利用者さんに受け入れられないと、つらい思いをすることがあります。

　私自身も6年前に訪問看護を始めた当初はつらさを感じることがありました。精神症状と利用者の生活との関連がうまくアセスメントしきれず、利用者とのやりとりでズレが生じていることにも気づかず支援しようとしていたので、利用者から「お前が来るとおもしろくない。帰れ」と言われたり、訪問中は常に舌打ちをされ「何や！」と睨み続けられたりと、訪問することすら憂うつに感じる時期がありました。

　訪問看護初心者だった私へ上司はスーパーバイズを続けてくれました。しかし、上司と私は性別も違えばキャラも違いますので、同じように実践してもうまくいかないことが多々ありました。ある日、上司に「小瀬古さんの言葉で言い換えると、どういう言葉になりますか」と言われました。「自分の言葉？」と頭をフル回転させましたが、すぐには出てきませんでした。以来、スーパーバイズを受けるたびに「自分の言葉で言い換えると……」とひたすら探しました。日々の訪問看護でも「この言葉はヒットしない」「この言葉では利用者さんはしっくりいってなかったな」など試行錯誤を繰り返しました。

　それから1年半ほど経過した頃です。不思議なことにうまくいくケースが増えてきました。利用者さんに症状の波が現れ調子が良くない状態になったとしても、「この先、こう展開すれば持ち直すのではないか」という展開が見えるようになってきたのです。1つ1つのケースを振り返るうちに、考え方と対応法をパターンとして理解するようになっていたことがわかりました。そうするとおもしろいことに、上司にスーパーバイズを受けた時に「あっ、これは"役割"のパターンだな」「これは"思いのズレ"のパターンだな」「"優先順位"のパターンだな」とパターン別にわかるようになってきたのです。

　ではその1年半の間、私は何をしていたかというと、「1日6人の利用者宅へ訪問看護に行く」「1日の終わりに、ノートにメモしたことを振り返りながらまとめる」ということを毎日欠かさず続けていました（振り返り用ノートは1か月に大学ノート2冊を超えました）。この2つを毎日続けられたのは、利用者から「生活しやすくなりました」「好きなことがやれるようになりました」「楽になりました」といった言葉を聞くことを自分の理想として描くことで、モチベーションを維持

できていたからです。

🌀 パターンが見えるようになると、疲労が少なくなる

　　次第に"横綱"級ケースへの対応にも、「自分の手に負えるだろうか」という気持ちを抱かなくなりました。利用者個々のディテールはいろいろありますが、支援においてはいくつかのパターンの組み合わせが見えるようになったのです。

　　パターンさえ見えてくれば、**過去の経験から対応方法が浮かぶので、先手を打つことができ、対応が遅れることはありません。**先手が打てると見通しが立てやすくなり、心理的な余裕もできるので、過度の疲弊が少なくなります。最近では横綱級ケースの依頼をいただくと、(当事者に学ぶという意味で)「これでまた学習パターンが増えそうだ。ラッキー」とさえ思うようになりました。

　　本書では**横綱級ケースにくじけないための考え方と対応法を、「パターン」として理解する**ことにより、支援者が絶望せず支援を組み立てていける力になることを目指していきます。また、支援者がついやってしまいがちな誤った対応も、なぜいけないのかという理由と共に解説します。

2. 見えない精神症状を見る方法

🌀 当事者にとっての三大困り事とは

　　ところで皆さんは、精神疾患をもつ当事者が在宅で暮らすなかで、何に困っているのかを知っていますか？　支援者に向けてこの質問を投げかけると、幻聴や妄想、うつによる落ち込みなど、精神症状に困っているのだろうと答える方が多いです。

　　けれども私が地域に住む当事者から実際に聞いている三大困り事は、「**お金のやりくり**」「**毎日の食事**」「**人間関係 (友人や恋人、職場の人など)**」です。当事者の困り事は精神症状ではなく、私たちと同じように、人との関係や日々の生活の中にあるのです。

　　精神症状や気分の波は目に見えるものではないので、悪くなっていることに気づかないと、それによって行動が振り回されてしまいます。その結果、人との関係がうまくいかなくなったり、毎日の食事の確保が難しくなったり、一気にお金を使いすぎて生活費がなくなってしまい、生活に支障をきたすようになります。

　　そして生活の状況が極まり、周囲にもそれが認知され、サポート要請が支援者に入って面接する時には、支援者からは精神症状の悪さが前面に見えますが、当

事者にとっては生活には困っている自覚があっても、精神症状に困っているという自覚はほとんどないということになります。支援者と当事者が出会った時の「困り事」の認識にはズレがあるということは、覚えておいてもいいかと思います。

生活や行動で精神症状を可視化する

精神症状や気分の波は目には見えませんが、その影響は必ず生活や行動という目に見えるものになって現れます。ですから生活や行動の変化に着目することで、その人の精神症状や気分の波を可視化することが可能になります。またそれにより、その人の苦しみがどこにあるのかという真の課題を共有することも可能になります。

3. セルフケア能力が上がるように支援するということ

本人が結果に関与すべきだということ

精神科看護では、セルフケア看護理論に基づき、「やってあげる」看護ではなく、当事者が自分でできるようになることを目指したかかわりを大切にしていきます。アンダーウッド（D・E・オレムのセルフケア理論を精神看護分野に応用した人物）は、我々の支援の目標は、利用者が「セルフケアおよび自己決定能力を獲得し、あるいは再び取り戻し、維持する」ように援助することだと述べています。

ところが支援していく際に、「自己選択」「自己決定」までの支援はよく行われるのですが、その先にある「自己責任」までを考えて行われている支援は少ないと感じています。「自己責任」というのは「自己関与」と言い換えてもいいかと思うのですが、要するに、何かを選び実行したら、その結果にも自分がちゃんと関与しているという感覚をもてるようにする、ということです。

こんな例がありました。薬を過量服薬してしまう利用者がいたのですが、保健師さんから、「本人も了承しているので訪問看護側で薬を預かってほしい」という依頼がありました。その時に私は「薬を預かることはしていない」ということをキッパリと伝えました。その理由は**自己責任が生じる経験を奪うことは何の解決にもならない**からです。本人に処方されている薬は本人の薬なので、本人自身が薬とのつき合い方を考えていく必要があります。しかし、薬を他者が管理している状態では、本人は「ずっと薬を預かってくれたらいい」と思い、他人任せになってしまいます。そうなると、本来本人が向き合わなければいけない薬とのつ

き合い方を学ぶ機会が失われてしまいます。

　私たちが行うべきは、過量服薬に至るサインを見つけ、それへの対処を本人と共に考えていくことです。一度や二度でうまくいくことはありませんが、共に検討し、実際にやってみることを繰り返すなかで、過量服薬せずにやり過ごせる日は必ず訪れます。本人がいろいろな対処をやってみて、そのほうが過量服薬よりも自分らしい生活、望む自分につながっていると実感した時に、初めて過量服薬が制御できるようになるのです。

　そしてもし再び過量服薬するようなことがあったとしても、支援者があたふたする必要はありません。**過量服薬した結果がどうであったかを冷静に振り返り、どのようにすれば過量服薬せずにやり過ごせただろうかと、再び一緒に考えていけばよい**のです。

　本人にも過量服薬をやめたいという思いは必ずあります。しかし他人に管理されている限りは、そこには自己責任も自己関与も生じません。それは問題を解いても正解をもらえなかった試験のようなもので、経験からの学びが積み上がらないのです。本人の関与を避けないようにするには、支援者にも発想の転換が求められます。

🌀 本人が主体となった行動を普段から支援する

　もう1つの例を挙げましょう。境界性パーソナリティ障害の方で、いつもは本人が自ら緊急電話をかけてくるのですが、その日はヘルパーさんが代理でかけてきました。ヘルパーさんに「本人がしんどいと言っています。なんとかなりませんか」と言われたので、私は「○○さんは自分で電話をかけることができますので、自分で電話をかけるようお伝えください」と説明しました。すると、ヘルパーさんは「本人はすごくしんどい思いをしていて電話ができないのよ」と怒鳴りましたが、やはり同じことを伝えました。

　本来、緊急電話は本人がかけるものです。それを本人からお願いされたヘルパーさんが代理でかけて、看護師が応答してしまったら、もともと自分でかけることができていた緊急電話を、今後もヘルパーさんに代行してもらうようになります。そしてもしヘルパーさんにかけてもらった電話で望む結果が得られなければ、「ヘルパーさんがちゃんと伝えてくれなかったから」と責任を転嫁できます。

　ここで支援者が行うべきなのは、本人が**自分の言葉で伝えられるような支援を、普段から行っていく**ということです。

　例えば私はこんなふうに支援しています。もし本人が、誰か（主治医や役所な

ど）に電話をしなければならないような場面が生じたならば、不安がって私にかけてもらいたがる本人に向かって私は次のように伝えます。「もし私が電話を代理でかけて、○○さんの思っているニュアンスと違うことが伝わるといけないので、一緒にかけませんか？　もしどうしても話ができなくなったら代わりますので」。そうして本人が電話している横に付き添います。そうすると安心感が得られるためか、たいていは自分で電話をかけ、状況や状態を伝えるところまで話ができます。

　代理でやってあげる行為は、瞬間で事がすむように感じ、支援者はある意味楽なのです。しかし本人が自己責任感・自己関与感を得られないような形で支援を続けていると、セルフケア能力はいつまでたっても高まらず、だらだらと終わりのない代理行為が続き、スタッフたちもいったい自分たちは何をやっているのだろうと不全感に満ちてくる、という悪循環に陥ります。

4. 主体性なくして地域生活は組み立てられない

権利と責任を本人へ返していくこと

　地域を語る前提として、病院と在宅の違いについて考えてみましょう。

　入院すると、それまで自由に選べていたことが選べない環境になります。一方で、入院すると、健常者であれば当然もつことを期待される主体性はわきに置かれることになります。

　私が過去に働いていた病院では、病棟ルールというものが存在していました（おそらくどの精神科病院にもあると思いますが）。一方で、地域には病棟ルールのようなものはありません。

　ここで誤解がないように伝えますが、病棟ルールは治療の枠組みの一環として、病棟内で長年にわたって構築されてきた経緯があると思いますので、私はそれを批判したいわけではありません。

　ただ、病院と地域では役割の違いがあります。病院は治療が中心ですが、退院して自宅に帰ると生活が中心になります。つまり入院すると、治療に専念するために本人の権利と責任をいったんわきに置いておく特殊状況に入ります。しかし退院が近づくにしたがって、そのわきに置いておいた権利と責任を本人へ返していく必要があります。

　私の勤めていた病院では閉鎖処遇の方が売店へ行ける日が決まっていて、例えば１週間分のお菓子や日用品などを購入する際は看護師が付き添っていまし

I章　地域というのは、病院とココが違います

た。そうした患者さんの中には、月初めにお金を使ってしまい、売店で好きなおやつが買えなくなると、途端に調子を崩してしまう人がいました。その人には、調子を崩さないようにと売店で使う金額が決められていましたが、その管理が何か月も続いていたのです。急性症状が活発な時は必要だったかもしれませんが、何か月も買い物にまつわる権利と責任を預かっておくというのは、今考えると不思議なことです。

　地域生活に入れば、コンビニの店員が「買いすぎですよ。お金がなくなるからここでやめておきましょう」なんてことは言ってくれません。急性期を脱し、退院に向けてサポートする段階に入ったならば、もともとの本人はどのような生活だったのかを共有しつつ、本人自身で1か月のお金のやりくりができるようにサポートしていく必要があります。

🌀 本人がいない場で本人のことを決めない

　退院前や地域のカンファレンスに参加した時に、本人不在のまま、支援者のみで話し合うという経験は、誰もがあるのではないでしょうか。私の所にも「今回は支援者だけで状況を確認するカンファレンスを開きたいのですが」という連絡が入ることがあり、その際に、本人がカンファレンスへ参加できない理由や、そのカンファレンスの必要性の説明を受けますが、私は「本人にも声をかけて出席させてほしい」と伝えています。なぜなら**本人不在のままカンファレンスを行ったとしても、往々にして本人の全体像が本来の姿からズレてしまい、本人の希望や思いが素直に反映されにくいから**です。

　カンファレンスで集まる支援者は医師、看護師、精神保健福祉士などです。その人たちは、自分の専門分野に関しては長けていますが、専門性があるがゆえに当事者の一部分しか見えていないこともあります。カンファレンスでは各自が自分の認識を一部分ずつ持ち寄り情報共有するわけですが、そこに当事者がいないまま理解を進めると、共通認識される当事者の全体像は本来の姿とはかけ離れてしまう可能性があります。

　さらによくあるのは、最初に支援者だけで話をして残りの後半に本人に入ってもらうスタイルです。これも先述の本人不在のカンファレンスと同様に、本人の思いが反映されにくくなります。なぜなら、前半にある程度方向性を決めて後半に本人にカンファレンスに参加してもらったとしても、もう方向性は決まっているので、本人としては自分の思いを伝える以上に、決まったことを受け入れるよう押し付けられているように感じます。それでは本人の希望や思いは反映されま

せん。

　それでもなぜ、本人不在のカンファレンスが各地で開催されるのでしょう。おそらく支援者側の不安が影響しているのではないかと思います。本人の目の前で自分たちのアセスメントや方向性を伝えたら精神症状に何らかの影響を与えないだろうかと恐れているので、まずは支援者で擦り合わせをしておきたいという思いが湧くのではないかと考えます。

　私は支援者にそのような不安があるのであれば、それはむしろ支援者側の課題として捉えるべきではないかと思います。そして恐れていてもかまいませんので、本人に配慮しながら、本人に適切に伝わる言葉で説明する必要があると考えます。まずはカンファレンスでの安全な伝え方を考え、本人が主体的になれる方向に力を注ぐことが優先されるべきだと思います。

5. 私たちのあるべき姿勢

🌀 「精神科訪問看護は"管理"と"傾聴"」という誤解

　看護学生が実習に来た際に、私は「精神科訪問看護はどのような役割があると考えますか？」と必ず尋ねます。

　学生さんは、精神疾患を有している人は、症状のせいで生活上できないことがたくさんあると想像しているようで、「内服管理」や「金銭管理」や「症状管理」などの「管理」を中心とした役割ではないか、という答えが返ってくることがほとんどです。また精神的な病をもっていることから、その人の悩みをじっくりと「傾聴」することが看護師の役割なんじゃないか、という答えも多いです。

　私はそれを聞くたびに、「管理することや悩みをひたすら傾聴することが精神科訪問看護の主な役割ではないんですよ」と伝えるようにしています。実際、管理主体のケアをしていくこともできるでしょうが、それは本人の生活をどうにか成り立たせていくだけの支援になるでしょう。私たちは「本人の自立」に向けた支援をしていくのですから、本人自身が生活を組み立てられるように支援していくべきなのです。

　次の**表**は、支援のあり方を比較したものです。左側が医療者や介護者が主体となってしまった残念な支援のあり方で、右側が本人の自立を目指して本人主体を保ちつつ支援していくあり方です。どうぞ左右を見比べてみてください。そして当事者の自立に向けた支援という柱がブレそうになった時は参照してください。

表 支援のあり方の比較		
項目	医療者主体の場合 ×	本人主体の場合 〇
服薬管理	薬が管理できない人に対して、預かりや、代わりに病院へ取りに行く。	管理できないのであれば、どの行動につまずくのかを一緒にアセスメントする。
症状管理	例：幻聴があったら「こういうことをしましょう」と看護師が主体となってアドバイスする。	幻聴があった場合は、過去の対処方法を共有する。前兆を一緒に確認し、それへの対処法を一緒に考える。
対人関係	ひたすら悩みを聞く。もしくは聞かなければいけないと思っている。	傾聴しながらポイントになるところを一緒に整理する。感情をもちながら、どのように生活を組み立てるのかを一緒に考える。
日常生活への援助	買い物、洗濯、片付け、お金の管理などを代わりにやってあげる。	本人と一緒にやれるところとやれないところを明確にし、どう行動すればいいのかを一緒に考える。

4つのポイントを意識しながら聞き、利用者と共有する

　精神科看護の役割が「傾聴」だというのは大きな誤解なのですが、実際のところ、話を聞いて終わり、もしくは少しアドバイスをするというところで終わっている残念な支援者は多いものです。しかし、ただ話を聞いただけでは何の問題解決にもなりませんし、アドバイスをしたからといって、本人にとってそのやり方が合わなければ役には立ちません。

　じつはかつての私自身がそういうことをしており、自分が利用者にとって有効に働けていないことに悩んでいました。そんな経験をして気づいたのは、話を聞くのであれば、「本人の主体性を取り戻す」という目的につながる聞き方をしなければいけないということでした。その目的のために聞いていくべきポイントは、次に挙げる4つです。この4つに意識を向けながら、**利用者の「今を共有」していく**のです。

1. 本人の「希望」は何か

　本人が「どんな生活、どんな人生を送りたいのか」というところに焦点を当てて利用者と支援者で共有します。ここで語られた内容は、看護計画における長期目標、短期目標に反映させていきます。

　希望は具体的であればあるほどいいのですが、いきなり具体的に言葉にできる利用者は少ないと思います。最初は「入院せずに生活したい」「元気で健康に生活したい」など、ざっくりとした内容でも大丈夫です。この希望を意識し、長期目標、短期目標にしておくことで、途中で行き詰まり後戻りしているように感じる時でも、希望に立ち返って考えることができます。

2. 調子が悪くなる「キーワード」「キーパターン」は何か

調子の波について語られる時、利用者から頻繁に同じ「キーワード」が出てくることがあるので、その意味を明確にし、共有していきます。それは同じ言葉で表現されることもあれば、言葉は違ったとしてもパターンが同じであったりします。

話の文脈の中で「必ず行き着くキーワード、キーパターンは何か」を常に考え、時に質問したり確認したりしながら、利用者との間でその「キーワード」「キーパターン」を共有します。そうすることにより本人にとって調子が波打つタイミングがわかるようになります。

精神疾患を有する人の場合、病状が影響し、会話のまとまりがなかったり、言葉が過剰だったり、独特の言葉を使っていたり、逆に言葉数が少なすぎて意思がつかみにくいことがしばしばあります。そのため何を言いたいのかを理解することが非常に難しい時がありますが、キーワード、キーパターンを探すという意識で聞いていくと、キャッチしやすくなるはずです。

3. 「いい感じの自分」とはどのような自分なのか

普段、私たちは「いい感じ」の時ほどあまりその状況を意識せずにいますが、それを意識化し言語化していきます。利用者が「いい感じの自分」である時はどのような自分なのか、そして「いい感じの自分」を保つために普段何気なくやっていること、役立つ工夫など、自分が元気になるために行っているありとあらゆる方法をリストにしていきます。さらに、「いい感じの自分」を保つために「毎日するといいこと」「時々するといいこと」を具体的に見つけ、リスト化します。

4. 「元気を失いそうな注意サイン」「引き金」は何か

元気を失いそうになる注意サインや、どのような外からの引き金で変調をきたすのかについてもパターンがあるはずですので、それを言語化し、共有していきます。

例えば、「外に全く出かけなくなる」ということが、具合が悪くなっていることを示す注意サインだということが見えてきた利用者がいたとします。それが現れてきたら、「このように対処するとやり過ごせる」という対処法を決めていきます。

さらによく掘り下げれば、いきなり「外に全く行かなくなる」のではなくて、その前に外出頻度が減少したり、外出先での滞在時間が短くなったり、外出場所が限定されてくる、といった行動があることがわかったりします。ですのでその段階ごとに応じた対処も決めていきます。そうしておけば危機的状況に陥る一歩手前、二歩手前で対処できますので、入院に至ることが少なくなります。

ある人は、社会で起きた悲惨な報道を知るとそれが引き金になり、過去の出来事がフラッシュバックして具合が悪くなるというパターンがわかっているのですが、社会で生活していれば、こうした引き金をすべて避けることは不可能です。ですから、たとえ注意サインが現れ、引き金が引かれてしまったとしても、早めの対処が行えるよう行動プランを立てておくのです。

　このようにして共有した内容は、いつでも活用できるように看護計画にも記しておき、本人に手渡しておくと便利です。やがて注意サインが現れた時も、自分で看護計画を開き、自ら対処していけるようになります。

目指すところは「自分の専門家は自分」

　精神疾患をもつ人を地域で支援する時の最終到達目標は、「自分の専門家になる」です。「自分の専門家になる」とは、良い時はどのような状態なのか、悪い時はどのような状態なのかを自分であらかじめ知っていて、言語化できることです。

　「いい感じの自分」を保つためにはどのように生活を組み立てていけばいいのか、注意サインが現れた時は段階に応じてどのように対処していけばいいのかということがリスト化され可視化されていれば、うまくいかなかった場合はそれを修正することも可能です（自らの点検）。また、そのような自分を他者に伝えておけば、いざ自分で対処が難しくなった場合でも必要なサポートを求めることができます（他者に頼むという形での自立）。このようにして利用者が自分の専門家になれたなら、医療としての訪問看護の必要性は低くなりますので、終了を検討していく段階に入っていきます。

Ⅱ章

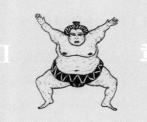

"横綱級"困難ケース
ごとに見る技

―――――――

Ⅱ章では11人の"横綱級"困難ケースを紹介していきます。
訪問看護師である私たちはどのようにかかわり、
事態はどのように動いていったのか。
何気なく行われたように見える会話の1つ1つに
どのような意図とねらいを込めていたのか。
必ずやるべきこと、やりがちだけどやってはいけないことも含めて、対応技を解説します。
"横綱級"困難ケースと呼ばれる人たちが置かれている状態はさまざまであっても、
この11人のケースを読めば、
私たち支援者が取るべき対応技のパターンはつかめてくるでしょう。

―――――――

リストカットがやめられない人への対応技

〈解離性障害、境界性パーソナリティ障害〉

1. リストカットを「対処法の1つ」と捉え直す

　　　　　リストカットは自分を傷つける行為だから、とついつい問題行動として焦点を当て、即座にやめさせる方向の支援をしてしまいがちです。例えばカミソリを取り上げ隠してみたり、「命を大事にしないと」と説教をしたり。しかし、そのような支援を展開してリストカットが止まったという話は聞いたことがありません。むしろエスカレートすることがあり、いつの間にか困難ケースと認識されたりしがちです。

　　　　　なぜエスカレートしていくのでしょう。本人は自分の状況を一生懸命なんとかしたいという思いがあり、唯一の対処方法がリストカットであることが多いからです。それを問題行動として取り上げてやめさせる方向に支援を展開しても、本人は「自分のことがわかってもらえない」という感覚だけが強くなり、リストカットに頼る以外に行動が見つからなくなります。

　　　　　ここでリストカットを「本人の対処法の1つ」として捉え直してみれば、違った支援の展開が見えてくることがあります。もちろん対処法としてリストカットを推奨しているわけではありません。長期的にはリストカットは耐性ができてしまい、気持ちも楽にならず、対処法としての機能は果たさなくなり、現実的な課題も解消されないため、状況はより一層悪くなりがちだからです。

　　　　　ではリストカットがやめられない時、どのような支援を展開していけばよいのでしょう。私が出会ったAさんとのかかわりを通じて話します（以下、本書で紹介するケースは、私が出会った複数のケースを組み合わせています）。

2. 事例

　　　　　Aさんは30代の女性で、解離性障害と境界性パーソナリティ障害の診断を受

けていました。

　生活保護を受けながらアパートで高齢の母親と暮らしていましたが、気持ちがつらくなると歩けなくなり家事が行えないことから、ホームヘルパーの支援を受けていました。絵に興味があり、時々水彩画を描くことを趣味にしていました。夜になると「どうでもいいわ」という感情が強くなり、リストカットを繰り返していました。多い時は一晩で10回以上切ることもありました。

　ある日、支援者の前でリストカットすることが止まらず、警察対応にて入院となりました。その際に母親が1人で生活することが難しかったため、施設に入所することになりました。Aさんは1週間ほどで退院しましたが、「自分が入院するはめになったため母を施設に入れることになってしまった」という自責の念や、母親がいない寂しさからリストカットを繰り返していました。そのような状況で、地域の相談支援機関から当ステーションへ依頼がありました。

3. 初回面接で必要な対応技

　初回面接時にAさんに訪問看護を受けようと思った理由を聞くと、「先生が受けなさいって言ったから」と話されました。「先生はなんで受けたほうがいいって言ったと思いますか？」と尋ねると、「突発的に危険なことをしてしまうから」と言われます。　**対応技その一**

　Aさんに「突発的に危険なこととは？」と確認したところ、「リストカット、薬をいっぱい飲む」との答えです。10代の頃からリストカットは続いており、「リストカットやめられないかも」と話されました。「やめられないかも、ということは本来はやめたい思いがあるということですよね」と伝えたらうなずきました。また、「お母さんと一緒に暮らしたい。入院はしたくない。そのためにはリストカットはやめたい」という希望を共有しました。　**対応技その二**

　翌日に相談支援機関の担当者から電話があり、Aさんは当ステーションの訪問看護を受けたい意向があるとのことでした。相談支援機関の担当者は、「ここ数か月で一番調子が良さそうな声でした」と言っていました。次の訪問時に、Aさんになぜ訪問看護を受けようと思ったのか、決め手を聞いてみると「報告書や看護計画を一緒に作成していくということだったので」と話されました。
対応技その三

対応技その一
支援を受ける理由を受け身のままにしない

　利用者さんに訪問看護を受けようと思った理由を聞くと、Aさんのように「先生（周りの支援者）が受けなさいって言ったから」と答えることがよくあります。その発言を受けた支援者は「勧められたから仕方なしに受けるのだな」と解釈し、「そうなんですね」とあっさり引いて会話を閉じがちです。しかし、そこで終わってはいけません。

　そのままだと、「支援者に言われたから受ける」というニュアンスが強く残ったまま訪問看護が開始され、支援がうまくいかなかった時に「支援者が受けろと言ったから受けたまで」と他者への責任転嫁が生まれます。ですからここはもう一歩踏み込んで、「**なぜ先生や周りの支援者は訪問看護を受けたほうがいいと勧めたと思いますか？」と聞く**ようにしてください。そうすることにより、「なんで勧められたんだろう？」と本人は考え始めます。そのようなやりとりから、周りの支援者や主治医との関係性を振り返ったり、自分が支援を必要としているから訪問看護を受けるんだ、という**主体性が立ち上がってきます**。

対応技その二
一度、口にした希望や目標に過剰な期待をかけない

　Aさんの場合、「お母さんと一緒に暮らしたい。入院はしたくない。そのためにはリストカットはやめたい」という目標、希望を言葉にしました。支援者はその言葉を聞くと、「貫き通す固い決意を言葉にしたんだ」「変わるための決意をしたんだ」と考え、リストカットをせずに頑張りきれるのではないのかと思いがちです（もちろん本人の思いとしても嘘はありませんし、決意を固めています）。

　そうするとどうなるでしょう。再度リストカットをしたら、「そんなことをしていたらお母さんと一緒に住めないよ」「命を粗末にしてお母さんが悲しむわよ」といった叱責に近い対応をしてしまうことになりかねません。しかし、このような**叱責は何の効果もありません**。自分を窮地から救う唯一の方法として機能しているリストカットです。それを全面否定されたら「**リストカットをしてしまうダメな自分**」と評価してしまい、**そのつらさに蓋をするためにリストカットを繰り返す**という悪循環のパターンが見えてきます。

　そして支援者の期待は「この人はやめると言ってもどうせやめないよ」「口だけでやめる気はない」という落胆に変わっていき、その感情が支援の姿勢や対応に現れるようになります。Aさんのようなタイプは他者が自分に向ける姿勢や対応

に敏感ですから、「私は誰からも認められない」「こんな自分はダメな人間だ」と自分を人生の脱落者と思い込み、その感情に蓋をするためにリストカットがますますやめられなくなります。ですから、「一度、口にした希望や目標はやり抜くべきだ」といった過剰な期待をかけることはやめましょう。

対応技その三
看護計画を一緒に作成し、自己選択感・主体性をもってもらう

　Aさんにとって、なぜ報告書や看護計画を一緒に作成していくことが、訪問看護を受け入れる決め手となったのでしょうか。

　その理由として、これまでの支援は自分で選択しているという感覚が得られないまま受け入れていたからではないかと考えます。自分で選択する感覚がないと、自分の言動によって起こる出来事を引き受けることができず、人のせいにしたり、やる気や気力が失われていきます。報告書や看護計画を一緒に書くことで、Aさんは医療を受け身ではなく主体的に受けていくものと感じたのではないでしょうか。

　なお、本人の目の前で記録をし、看護計画と報告書を作成し一緒に確認を行うのは、私が所属する訪問看護ステーションのシステムの１つです。そうすることにより、本人の思いとこちらのアセスメントのズレが少なくなります。

4. 他のサービス支援者がからんでいる時の注意点

　Aさんのその後の経過を説明します。

　気分の揺れが生じ始めたのは、母親が自宅に外泊してからでした。母親がいる間は楽しい時間を過ごせましたが、母親が施設に帰ってからは寂しさが強くなり、リストカットを頻繁にするようになりました。自分のお気に入りのぬいぐるみに愚痴を言うという対処を考え実行しましたが、リストカットは繰り返され、ヘルパー支援の最中にもするようになりました。その後、私に「ヘルパーさんにカミソリを取り上げられた。入院になるよと言われた」と悲観的な口調で連絡が入りました。 対応技その四

対応技その四
他の支援者を批難せず、それぞれの役割を本人に伝える

　訪問看護のスタッフは、リストカットに対して「問題行動としてだけ捉えない

ようにする」という方針で対応していても、他の支援サービスがからんでいる場合、その人たちはリストカットを問題行動として捉え、排除する対応をしてしまうことがあります。

　ここで何をすべきかといえば、「利用者に各支援者の役割を伝える」ことです。この場面においては、本人に「ヘルパーさんは家事援助を目的に支援しているので、看護師とは違って、目の前でリストカットをすれば止血手技もわからないので止めますよね？」と福祉の役割・立場を伝えます。

　この時にやってしまいがちな"よろしくない"対応は、本人の言うことに加担してヘルパーさんを責めるか、逆にヘルパーさんの肩をもって「入院になるわよ」と追い打ちをかける、はたまた話を聞くだけで終了してしまう、それでも何か対処を提案しなければいけない状況であれば「頓服を飲んで休みましょう」とはぐらかす、などです。しかしこれらの対応では何も解決せず、Ａさんは「つらさに蓋をするためのリストカット」に戻ってしまうことが容易に想像できるでしょう。

5．「やめられない」状態への効果的な対応技

　利用者が何かをやめられない状況にある時に、効果的な対応をお伝えします。

　例えばリストカットを長年やってきたという場合に、それを意志の力でやめるのは無理な話です。それよりも、**「気づいたらリストカットしないで過ごしていた」という時間を増やす**方向へもっていくのが理想です。そのための方策には次のようなものがあります。 対応技その五 　対応技その六 　対応技その七

対応技その五
問題行動ではなく、対処行動だと捉え直す

　リストカットをやめられないＡさんに私が声をかけるとしたら、次のように言うでしょう。

　「どうしても我慢できない時はトイレやヘルパーさんが見えない所でやってはどうですか」と。つまり「問題行動としてのリストカット」から「対処行動としてのリストカット」に置き換えていくのです。

　このような方法を他の支援者に言うとびっくりされて、この展開でうまくいくのかと聞かれますが、一時しのぎではあると認識しつつ、命に別状がないようにしながら「対処行動としてのリストカット」にするということを丁寧に行います。

対応技その六

感情を消そうとしない。
感情とつき合いつつ、乗り切るための行動を見つけていく

　考えてみてください。人というのは通常、怒られたり、失敗したり、失恋したり、ショックなことが起きれば、当然、感情が波立ちます。その感情を一瞬で吹き飛ばす特効薬や対応策があればいいのですが、残念ながらそういうものはありません。自分の経験と照らし合わせて考えればこれは当然のことですが、なぜか支援者という立場になると、「ただちになんとかしてあげなければ」というモードになり、当たり前に起こる感情にまで対処しようとしてしまいます。

　ですから、**「整理がつくまでは"感じるしかない感情"もある」ということを双方が知っておく必要があります**。それを知ったうえで、モヤモヤやしんどさをもちながら「今、どのように生活をしているのか」を共有します。

　Aさんへのかかわりに話を戻します。Aさんに対し私はこう言いました。

　「お母さんがいない寂しさはすぐには消えません。それを消そうとしてしまうと、消すことに頑張りすぎてしまいます。私も同じ経験があります。"感じるしかない感情"もあるんです。これまで十分頑張ってきたんだから、頑張ることを手放すことにしましょう。具体的には、100あるしんどさを0にすることを目指さない。一晩一晩、乗り切ることにより100が95になり、95が90になっていきます。ですので、一晩一晩、乗り切るための行動を一緒に決めていきましょう」と。

　感情を消し去る頑張りをやめ、感情とつき合いつつ、乗り切るための行動を見つける。つまり一晩一晩、なんとか過ごして乗り切るための行動を貯めていくアプローチです。

　上記のように伝えた後もAさんのリストカットは毎日のように続いていました。そうすると先述したような、「リストカットをやめさせる」という支援に方向転換されがちです。しかし、ここで着目してほしいのは「**リストカットをしながらでも一晩一晩、なんとか生活している**」という点です。その乗り切る経験を支援者と積み重ねることにより、**乗り切る行動を貯金のように貯めていく**ことができます（当ステーションではそれを看護計画で共有しています）。

　一晩一晩、なんとか生活するために効果があった行動は、「感じるしかない感

情」に圧倒されそうな時に自信を呼び覚ます手立てとして発動してもらいます。そうこうしているうちに感情は和らいでいきますし、そのことに本人自身も気づきます。そうすると気分の波が現れた時にも、一瞬でその感情を吹き飛ばす大量服薬やリストカットではなく、「時間をやり過ごす」という行動を選択し始めます。

　しばらくしてから、リストカットの効果をＡさんに質問しました。先述した対応技その五に基づくアプローチにより、リストカットは私たちとの間で対処行動として共有されていますので、その効果を一緒に確認することができます。
　私はＡさんに次のことを聞きました。「どのような感情になったのか」「楽になったのであれば、その楽になった感覚が持続した時間はどのくらいか」「同じような効果が得られそうな行動は他にないか」。Ａさんは「切って楽にはなったけれど、それは長くは続かなかったです。同じような効果が得られそうな行動は今のところ思いつきません」という返答でした。この場面のポイントは、**「リストカットで楽になる感情は長くは続かない」**という経験が、**本人の言葉として表出されている**ところにあります。
　ここでよく支援者がやってしまいがちなのは、「リストカットをしても楽になるのは一瞬だったんじゃないですか？」と先に言ってしまうことです。そのようなことは本人が一番よくわかっており、その言葉を浴びせられた瞬間に、自分のことがわかってもらえないという感じがやってきます。ですので、「リストカットだけでは感情は処理しきれない」といった言葉を本人が言える、今回のような場を作る必要があります。
　また、もう１つやってしまいがちなのは、Ａさんが話された「（リストカットと）同じような効果が得られそうな行動は今のところ思いつきません」という言葉をそのまま受け取って、本人のもっている置換スキルがないと早々に判断し、支援者がさまざまな置換スキルを組み入れた計画を一方的に組み立てようとしてしまうことです。本人もなんとかしたいので、それらの支援をいったんは受け入れるのですが、自分の経験に基づいた対処ではないので結局長くは続けられません。

対応技その七
リストカットをしていない時の行動や感覚を言葉にする

　そこで、新しい対処法を生み出すのではなく、「日常の具体的な行動や感覚にベクトルを向けて共有する」ことを用いたアプローチを展開します。Aさんの場合であればリストカットをしていない時間にクローズアップしていきます。リストカットをしていない時間はつらい感情があったとしても、極端な感情の波はなく、少しでも自分らしさにつながる時間を過ごせているはずです。

　ただ、日常の何気ない行動をしている時間ゆえに、普段は意識せずに過ぎていると思われます。ですので、支援者は「リストカットをしていない時間は何をやっているのか」「その時間はどのような生活を送っているのか」「その時はどのような感覚が存在するのか」と、**リストカットをしていない時のAさんの具体的な行動や感覚にベクトルを向けて、それを共有していきます**。Aさんと一緒に、リストカットをしていない時に行っている行動を挙げていくと、次のようなものが出ました。

■ **リストカットしていない時の行動**
- 絵を描く。
- 本を読む。
- CD（好きな音楽）を聴く。
- 日記を書く。
- お風呂に入る。
- 食事をする。
- 編み物をする。
- ぬいぐるみに愚痴を言う。
- 泣く。
- 母に面会する。

　ここに挙げた行動をしている時の**感覚を言葉にしていく**ことにより、日常の何気ない行動が、じつは「自分を力づけてくれる感覚」「ホッとさせてくれる感覚」「活き活きさせてくれる感覚」といった「自分らしさ」につながる感覚をもたらしてくれる行動なのだと実感できます。そうした感覚を得られる日常の行動を同定し、増やしていくことにより、**それらの行動がAさん自身の実体験から生まれた、リストカットの置換方法として機能していく**と考えます。

支援者側からの一方的な置換法の押し付けや、リストカットを問題として排除するアプローチでは支援は行き詰まります。今回紹介した対応型を組み合わせることにより、利用者さん自身が自分の足でリカバリーを歩む力になると考えています。

横綱
2

連続飲酒のループから抜け出せない人への対応技

〈アルコール依存症〉

1. よかれと思ってしたことが……

　　困難ケースの共通点として、本人の望ましくない行動に対し、家族や支援者がよかれと思い、先回りをして解決に当たってしまっていることがあります。

　　例えばアルコール依存症の人が飲食店で泥酔して物を壊したような時に、壊した物の片付けや迷惑をかけた相手への謝罪を、本人の代わりに家族がするといったことです。

　　家族は情けない思いもしますし、本人への怒りの感情も湧いてきます。しかし、当の本人は自分が苦労したわけではありませんので、行動を変えようとは思いません。結果的にお酒に関する問題と自覚することなく連続飲酒につながり、家族や支援者がその尻拭いに追われるようになります。そうすると家族はもちろん、支援者も先の見通しを立てることができず行き詰まりを感じます。

　　このような時にイネイブリングについて理解しておくと、現実に起こっていることが整理しやすくなります。**イネイブリングとは、よかれと思ってやっているのに、結果的に相手のかかえる問題を進行させてしまう行為**です。先述した本人の行動に対する尻拭いや、小言、説教、行動管理もイネイブリングに含まれます。

　　というわけで、今回は地域における支援の行き詰まりを打開する方法の1つとして、**イネイブリングが起きている状況への対応技**をお伝えします。

2. 事例

　　Bさんは70代の男性。アルコールをやめられない状態でした。

　　10年ほど前から入退院を繰り返していたため仕事はしておらず、マンションに妻と二人暮らしです。Bさんとしては「妻には迷惑をかけたので一緒に旅行に行きたい」という希望をもっていましたが、筋力が低下しており、長時間歩くこ

とは困難でした。

　妻が働きに出ている間に飲酒を繰り返す状況があり、ある日、自宅の玄関で転倒したことをきっかけに自信をなくし、落ち込みが強くなりました。ケアマネジャーを通じて、メンタル面をモニタリングしながら体力を戻していくことを目的に、訪問看護の依頼が入りました。

3. 初回面接時

　初回面接時にBさんに病名を聞いてみると、「ちゃんと聞いたことはないけれど、うつと思う」と話されました。症状として感じているところは「わからない」と言われましたが、調子が悪い時の状況としては「食事が食べられなくなる」ということを共有できました。「妻には迷惑をかけたから足腰を良くして温泉に連れて行ってあげたい」という希望も口にされました。現在の飲酒量について聞くと、「酔いたいから飲んでいる。夜に日本酒2合までと妻とは約束している。本当は4合飲みたい。食事は全く食べなくなって、お酒に飲まれ始めた時期もある。正しい飲み方でないのはわかっていた」と話されました。 対応技その一

　転倒した経緯もあり、訪問介護の24時間定期巡回サービスも導入されました。

　　対応技その一
　飲みたい気持ちを隠さず言える関係を保つ

　「（妻を）温泉に連れて行ってあげたい」という今後の希望を聞いた後に、それと相反するような「お酒を飲みたい」といった話を聞くと、「そんなことを言っていたら奥さんと温泉なんて無理ですよ」と、つい言ってしまいたくなります。しかし、そのような**説教じみた言葉は何の効果もありません**。なぜなら、本人もそんなことはわかっているけれども、お酒を飲みたい欲求は止まらないからです。そういう状況において説教じみた小言を言われると、自分の思いを隠すようになり、小さな嘘をつくようになります。まずは、お酒を飲みたいという気持ちを隠さずに言葉にできる関係を保つことが必要です。

4. 飲みたい気持ちが抑えられない

　訪問看護が開始され、最初は歩く練習をしていたのですが、訪問が終了すると飲酒欲求が高まり、お酒を買っては飲んでいました。徐々にお酒への渇望感が強

くなり食欲も低下しました。そのような状況であっても妻は、「何かあった時のために」と、仕事に行く前に千円を渡していました。

　ある日、妻が帰ってみると本人が「酒を隠したやろ」と言い出し、口論になりました。妻は家を出て行くと言いましたが「今後は一滴も飲まない。酒をやめるから一緒にいてほしい」と懇願され、出ていくことは思い留まりました。

　訪問時にBさんは「記憶が曖昧でな。酒を隠したんやろって言い合いになったのは覚えているんやけど。昼から飲むからあかんのはわかっているんやけど。もう一滴も飲まないって約束したのは覚えている」と話されました。　対応技その二

対応技その二
強い意志を求めるよりも、アルコールから離れていられる状況を作る

　支援者の中には「お酒を一滴も飲まないと約束した限りは、意志を強くもちましょう」と話す方がいるかもしれません。本人にとっては後のない状況ですから、励ましの意味を込めてそう伝えたくなるのもわかります。しかし、意志を強くもちさえすればアルコールをやめることができるという考えは危険です。

　アルコールの影響を受けた脳は、アルコール濃度が少しでも下がると神経細胞が異常な興奮を示すようになります。そうなると不眠、不安、焦燥感、手の震えなどの禁断症状が現れます。アルコール依存症は、脳神経伝達物質の興奮と抑制の働きの均衡がくずれてしまっている状態ですから、そのような仕組みを理解していれば、「意志を強くもちさえすればアルコールをやめられる」とは、到底、言えませんよね。ここで私たちがしなければいけないのは、強い意志を求めることではなく、賢くなる方向へ支援することです。

　まず、Bさんとは飲酒のメリット、デメリットを検討しました。メリットとしては「楽しくなる」「余計なことを忘れられる」があり、デメリットは「妻と口論になる」「妻が出て行ってしまう」がありました。この2つを天秤にかけた時、デメリットのほうが大きいことが共有できました。

　この後の展開としては、引き金と対処方法を一緒に見つけ、共有を重ねていくことです。これらの支援は、強い意志を求めるのではなく、**アルコールに結びつくことから遠く離れていられる状況を作る、「賢くなる」ための支援**です。

5. 無銭飲食をケアマネジャーがフォロー！？

　妻から「今後、飲酒をしたら出て行く」と宣告されたものの、飲酒は止まりませんでした。毎日のように「お酒やめるわ」と話され、そのたびに妻は「もう一度だけ信用しよう」と思い留まったようです。しかし、飲酒は止まることなく、1人で立てなくなることもあり、近所の人に家まで連れ帰ってもらったり、24時間定期巡回のコールを押して体を起こしてもらうことが続きました。妻は「自分が言っていることが伝わらないので悲しい」「約束を守らず嘘ばかりつかれる」と言い、お金は渡さなくなりました。Bさんは「酒で何も迷惑をかけていない。酒を飲むのをやめたら生きていても仕方ない」と話されていました。

　ある日、飲酒への渇望感が強くなり、近くの飲食店で無銭飲食をしました。連絡を受けたケアマネジャーは、Bさんの元へ駆け付けて飲食代の立て替えをしました。この出来事により、地域の支援者は限界を感じ、ケースカンファレンスが開かれることになりました。Bさんにもカンファレンスの参加をお願いしましたが「わしは行かん。勝手に話し合ったらいい」と拒否されました。　**対応技その三**

対応技その三
本人へ宣言したことは実行する

　Bさんの場合、次の飲酒が発覚したら妻が出て行くということに合意をしました。ならば決めたことは遂行するべきです。妻が家を出て行くと言ったが出て行かない状態が続くと、Bさんは「口では家を出て行くと言っても出ていかないだろう」と高をくくってしまいます。妻は、Bさんが変わってほしい一心で限界を伝えていると思うのですが、同時に、約束を破られるたびに悲しみや怒りの感情が湧き起こり、本人のことを責めたくなります。本人を責めることで行動が改善されればいいのですが、責めれば責めるほど関係性が悪くなるばかりで、効果が得られる可能性は低くなります。

　「今後、飲酒をしたら出て行く」とBさんに宣言したのであれば、妻は「酔っているあなたと一緒にいるのがつらいから、約束通り出て行きます」と穏やかに伝え、実行することが望ましいと考えます。**妻の行動は、Bさんがお酒の問題に気づくための一歩になるでしょう。**

　このような話をすると、家族を責めているように思われるかもしれませんが、決して責めているわけではありません。家族に伝える時は、これまでよく頑張ってきたことをねぎらい、家族の望む生活を言葉にしてもらいます。そのうえで、

今のどうにもならない状態から、正しい知識をもって一緒に取り組めることを探しましょうと話します。

6. ケースカンファレンス、それぞれの言い分

　ケースカンファレンスにはBさんの妻、ケアマネジャー、ヘルパー事業所の管理者、私が参加しました。議題としては、飲酒が止まらず無銭飲食までするようになり、今後どう支援していけばいいのかということでした。
　妻は「夜に2合ほどで抑えてもらえればいいんですけど。何度約束しても守ってくれません」と話されました。ヘルパー事業所の方も「飲酒して横になると起き上がれないので、緊急ボタンを押されて、そのたびに起こしにいく状況です。多い時は1日に何十回と行くこともあります」と発言されました。ケアマネジャーは「今回の無銭飲食は、たまたま私がお店に行くことができたので大ごとにはならなかったのですが、今後のことを考えると……」と言われました。

対応技その四

対応技その四
イネイブリングをやめ、本人の責任は本人に返す

　酒量を守って飲んでもらうように行動管理することには限界があります。お酒を隠したり捨てたりする気持ちはわかりますが、効果はありません。Bさんの場合も、妻は外で飲むより家で飲むほうがマシだと考えていますが、それでは飲酒を認めている状況を作ることになります。もちろん自宅にお酒を置いていない状況であっても自分で買ってくることはあります。自分で買ってくることまでは管理できませんが、それでも家族が飲酒を認めている状況に比べて、毎回自分でお酒を買いに行くほうが、自分の問題として自覚はしやすくなります。
　Bさんの場合は妻がお金を渡さないようにしたことで、お酒を買いに行ける状況を作らないようにしました。そこまではよかったのですが、その後、ケアマネジャーが無銭飲食の尻拭いをしていました。
　ここで考えてほしいことがあります。ケアマネジャーの役割に無銭飲食の対応（金銭の立て替えなど）は含まれるのでしょうか。もちろんケアマネジャーは店の人へ迷惑をかけないようにと考えたうえでの行動だと思います。しかし、この行動が、本来本人が引き受けなければいけない責任を、ケアマネジャーが肩代わりすることになっているのです。本人が自身の問題に気づくチャンスを支援者が奪っ

ているとも言えます。

　それでは、どんな状況でも放っておいたほうがいいのかというと、そうではありません。**起こりやすい事態や緊急時の対応については、普段から本人も含めて、家族、支援者と話し合って合意を得ておきます。**

　例えば「酔っている時は支援には入れません」「シラフの時にきちんと話がしたいので飲酒していたら帰ります」「外でトラブルが起こってもすぐには行けません」など、事業所ごとの役割や限界を伝え、合意を得ておくのです。

　しかし私の経験上、「もしものことがあったらどうする」「地域密着でやっているので、助けてあげたい」といったことを支援者から言われたことがあります。気持ちは理解できますし、そのような支え方は否定しません。しかしこれでは本人の飲酒に関する家族や支援者の悩みが解消されることはないでしょうし、そのうちアルコールによって身体や脳に障害も現れてくるでしょう。そのような悪循環やリスクを共有したうえで、それでもそうした支援をしていくと合意したのであれば、それでいいと考えます。**重要なのは、本人、家族、地域の支援者がどのような形で合意しているかだと思います。**

7. 悩みが深まった時が、家族への介入のチャンス

　正しい知識を伝えたら家族がすべて受け入れられるのかというと、そういうわけではありません。Bさんの家族の場合も、最初はアルコールに関する問題を否認していました。それは自分もアルコールを容認してきた事実があり、認めたくないという心理が働くからだと思います。ですので、1回の説明で理解を得るのは難しい面があります。だからと言って何度もイネイブリングの話をすればいいのかというと、それはそれで煙たがられます。

　介入のポイントは、飲酒に関する困難な状況が続き、家族の悩みが深くなったタイミング、そこがチャンスです。それまでは、**事態が急速に悪化しないように見守りながら待つこと**が必要です。

　本人と同様に、**家族には家族の受け入れられるタイミングがあります。**アルコール関連の問題として受け入れることができれば、家族だけでも断酒会につながることがあります。そうすることで、正しい知識に加え、他の家族や当事者が行っている工夫が共有され、悪循環から脱出する糸口が見つかりやすくなります。

8. イネイブリングをやめると何が変わるか

　　後日、支援者から「カンファレンスでイネイブリングをやめると決め、奥さんも私たちも覚悟を決めました」と連絡がありました。

　　ここで妻や支援者がイネイブリングをやめることによって何が変わるかということを説明しておきます。

　　まず、**本人と家族の関係性が驚くほど変わります**。小言や尻拭いをやめ、今まで思い込んでいた「こうするべき」を手放すわけですから、家族が疲れ果てることは少なくなります。そうすると家族自身も「私は本当は○○のような生活をしたい」「私はあなたとは○○の関係でいたい」と、本来望む生活を考える余裕ができます。

　　そのタイミングで支援者は、その望みを具体的に共有したり、本人への伝え方を一緒に考えたりすることができます。それは家族が自分の人生を犠牲にせず、生活を豊かにする前向きな展望を描く一歩になります。

　　次に、周りの人たちが尻拭いをやめるわけですから、当然、**本人が自分の行動の結果を引き受け、「困る」経験をします**。その結果「このままではまずい」と自分の問題として直面できれば治療にもつながりやすくなります。1回で治療につながることは少ないですが、イネイブリングをやめるとチャンスは周期的に訪れます。「相手を何が何でも説得する」という考えから「次のチャンスが訪れた時にもう一度伝えてみよう」と、支援者側も心理的な余裕をもてるようになります。特に本人が飲酒によって後悔をしている時や動揺している時はチャンスです。支援者は、そのタイミングが訪れた時に備えて、**相手がどのような状況の時にどのような言葉をかけるのかということを、具体的に紙に記し、家族と一緒に準備をしておきます**。

9. アルコール依存症と診断されることの重要性

　　周りの人たちがイネイブリングをやめた後、Bさんは飲酒のトラブルから救急搬送され、入院になりました。前回の入院時は連続飲酒が確認できず、アルコール依存症と診断されていませんでしたが、今回の入院ではアルコール依存症と診断されました。本人自身が病として向き合うには、アルコール依存症の診断名がつくことは非常に重要です。

　　それまでBさんは「自分は飲みすぎることはない」「飲んでも冗談が増えるだ

けで何も変わらない」と話していました。そのようなBさんにアルコール依存症の診断がつけば、自分の意志に頼るのではなく治療が必要ということを伝えることができます。

　その先の展開としては、飲酒欲求が起こりやすい場所や状況、時間などの引き金を具体的に共有し、欲求を打ち消すことに成功した時をBさんと一緒に確認したり、引き金の避け方、引き金への対処などを一緒に考えられるのではないかと思います。

　また、以前妻が出て行くと言った時にBさんが宣言した「お酒をやめる」という思いが続いていれば、抗酒剤の使用も検討できます。抗酒剤の効果としては、誘惑から自分を守り、周囲の人もBさんの決意を信じることができる点が挙げられます。

　結果的に入院にはなりましたが、今回の入院は、地域でBさんが望む生活をしていく一歩として必要なプロセスだったと考えています。

　入院した病院から、「Bさんの退院に向けてのカンファレンスを開きたい」との連絡がありました。入院という結果になったことで、Bさんが私のことをよく思っていないのではないかと思っていましたが、担当のケースワーカーが「カンファレンスには誰に来てほしいか」と尋ねたところ、Bさんは、「小瀬古さんにも来てもらいたい。自分の味方だから」と話されたそうです。訪問看護の支援を通して、Bさん自身も自分には治療が必要だと感じていたのかもしれません。

横綱
3

発話が少なく、
思いや言葉を出しにくい人への対応技

〈統合失調症〉

1. 話が膨らまない

　　訪問に行って会話を試みるものの、どうしても話が膨らまない利用者っていませんか？　何を聞いても「はい」か「いいえ」、あるいは単語で返答する利用者です。

　　「今日の食事は何を食べましたか」と聞くと、「ご飯……」。その後に会話が続かず、「おかずは何を？」と聞くと「魚……」、といったようなポツリ、ポツリの単語のやりとりになってしまいます。おそらく、統合失調症の陰性症状や認知機能障害が前面に現れていたり、自宅に引きこもりがちで1日を通して人とのかかわりがほとんどなく、どのように人とコミュニケーションを図ればいいのかがわからない、ということが起きているのではないかと考えられます。

　　そのような方の訪問に行くと、自分たちの支援が当事者のリカバリーにどうつながっているのかが見えなくなることがあります。しかも急性症状があるわけではないので、すぐに何か手を打たなければいけないこともなく、漫然と支援が継続されることがあります。つまり"なんとなく"な支援が成り立ってしまうということです。

2. 何もしないまま、訪問打ち切りにならないために

　　何も展開が見えてこないまま支援を継続していると、毎回少しお話をして訪問終了というような形になりがちです。すると次第に本人は支援の必要性を感じなくなり、いずれ打ち切りを申し出てくることがあります。そうなると、せっかく支援につながったにもかかわらず、何も展開されないまま終了となってしまいます。

　　早め早めに手を打ちながら展開する対応技が有効なことが多い訪問支援です

039

が、今回のように、引きこもりがちで派手な症状はないけれども、支援する側にもやっている感がつかみにくいケースというのもあります。当事者のリカバリーを目指すにはどのような対応技があり得るでしょう。

今回の対応技を実践するポイントを先に述べると、「**短期的な成果を求めるのではなく、中・長期的な視点をもつこと**」です。これで、動かないと思っていたケースも動き始めるかもしれません。

---

3. 事例

Cさんは30代の男性で、統合失調症の診断を受けていました。

中学2年生の時にいじめにあい、自宅に引きこもるようになりました。成人してからはゲームを購入するために2か月ほどアルバイトをした経験がありますが、その後は再び引きこもるようになりました。

音に敏感で、近隣の話し声がうるさく感じるとイライラが募り、穴があくほどの強さで壁を殴ることもありました。ある日、近隣の人にバカにされていると感じ、大声を出しながら包丁を振り回し入院となりました。退院する時に主治医の勧めがあり、訪問看護が導入されました。

---

4. 思いや言葉が出てこない

訪問当初、Cさんの思いや希望を聞いたのですが、言葉はポツポツとしか表出されませんでした。例えばこんな感じです。

看護師　どういう生活をしたいですか？
Cさん　わかりません。
看護師　入院は？
Cさん　したくないです。
看護師　入院したくない生活？
Cさん　入院はしたくないです。
看護師　理由を詳しく教えてもらえますか？
Cさん　家での生活がしたいです。
看護師　家での生活がしたいという思いをおもちなんですね？
Cさん　はい。

このようにポツポツと出てきた言葉から「入院したくない」「家での生活がしたい」という思いがなんとか共有できるといった状況でした。この後、具体的にどのように家で過ごしたいのかを聞きましたが、言葉は出てきませんでした。

　両親は働いていたため、日中は自宅内で1人の時間が多く、近隣の話し声にイライラすることがありました。イライラへの対処として「好きなゲームの音楽を聴く」「横になる」などを一緒に考えましたが、1週間ほどで行動には移さなくなりました。日によってはイライラが強くなり、壁を殴って穴をあけます。

　ほぼ毎日、昼過ぎになると母に「帰ってきてほしい」と電話をかけていました。何度も電話をかけるので母も「入院前のように暴れられても」と思い、仕事を早退して帰宅することがたびたびありました。しかし、母が帰ってきても過ごす場所は1階と2階に分かれていましたし、何かをするわけでもありません。Cさんに「お母さんが帰ってきても1人で過ごしている時と特に変わらないと思うのですが、なぜ、帰ってきてほしいんですか？」と理由を尋ねると、「家にいてほしいから。お母さんが家にいると安心するので、いるだけでいいんです」と話されました。 対応技その一 対応技その二

　退院後の受診に関しては、初回は行きましたが2回目以降は行かなくなり、両親が行って薬を処方してもらっていました。Cさんに受診に行かなくなった理由を尋ねると、「しんどいからです」と言われ、「どのようなしんどさがありますか」と具体的に尋ねても「わかりません」とだけ返答されました。

対応技その一
現時点で機能している対処行動を探す

　対処行動を一緒に考えてみたはいいけれど、その対処行動が持続しない、遂行されないということはよく起きます。Cさんも、近隣の話し声にイライラした時の対処を一緒に考えましたが、1週間ほどで行動には移さなくなりました。なぜ、遂行されないのでしょう。理由の1つとして、**それが本人にとってしっくりする対処行動ではないから**だと思われます。

　私たちの生活で考えてみてもよくわかります。例えばイライラした時に友人とカラオケに行ったりお酒を飲みにいくことで解消される人はいると思います。しかし、私自身であれば人といるよりも家で自分の好きな漫画を読んだり動画を観るほうが解消されます。

　どちらの対処法も本人にとっては「スッキリした」「落ち着いた」と感じられる、「いい感じの自分」に戻れる行動ですよね。人は「いい感じの自分」に戻れる

行動をこれまでの経験から獲得しています。そしてイライラした時は、無意識のうちにその行動を選択しています。結果スッキリすれば、その行動はさらに強化されます。

この時点でのＣさんのしっくりする対処行動は「お母さんが帰宅するまで繰り返し電話をする」です。ここで「しっくりする対処行動？」と疑問をもたれる方は多いかもしれません。問題解決思考で見るならば、頻繁に電話をかける行動は「Ｃさんの気分の波によってお母さんが仕事中に呼び戻されている。だから対処行動ではなく、問題行動だ」と考えても当然です。Ｃさん自身も「お母さんに迷惑をかけている」という罪悪感がありますので、もし「電話の回数を減らしましょう」という目標を立てて代替手段を考えていったならば、それを受け入れてくれる可能性はあります。

しかし、ここで立ち止まって考えていただきたいことがあります。それは、その対処行動が持続するか否かです。先述の「好きなゲームの音楽を聴く」「横になる」などの対処行動が１週間も続かなかったように、電話の回数を減らすための代替手段を決めても続かない可能性があります。なぜなら「母親へ１日に何度も電話して帰ってきてもらう」という行為は、**苦境に立たされたＣさんの唯一のしっくりする対処行動として、実質的に機能しているから**です。

対応技その二
電話をせずにやり過ごせた日の行動を詳しく見る

すでに行っている対処行動の、実質的な機能を考えるメリットは思っている以上に大きいです。まず、「お母さんに電話をする行動は、実質的な対処行動としての機能を持ち合わせている」ということを、支援者とＣさんで共有しましょう。その展開によって次に何ができるかというと、「対処行動を機能させずにやり過ごせた日」に焦点を向けることができるようになります。

唯一の対処行動を頻繁に機能させているということは、それだけ苦境に立たされた状況や、引き金が起こっているサインだと捉えることができます。ですから逆に、その対処行動を使わずにやり過ごせた日に目を向ければ、大きなヒントが見えてくるのです。

Ｃさんの場合であれば、「電話をかけなかった日」「電話をかけたが母に帰ってきてもらわずに過ごせた日」「電話をかけたがその回数が極端に少なかった日」などに注目します。

具体的なアプローチとしては、「昨日どうやって過ごしたの？」「電話をしてい

ない時間はどんなことをして過ごしているの？」「この日は電話していないけど、どんなふうに過ごしてた？」「電話はしたけどお母さんは帰ってこなかったんやね。何をしてやり過ごしたの？」など、電話をしていない時の生活や経験について共有します。対処行動を使わずにやり過ごせた行動の共有ですから、**「〇〇の行動をしている時はやり過ごせている」と意識化できれば、その行動を、やり過ごすための対処行動として発展させられる**可能性があります。

　ここでお伝えしたいのは、問題点に目を向けて本人がしっくりしない対処行動を「やりましょう」と言っていたのでは1週間も続かない、ということです。そうではなく、行動を起こさなかった時＝「お母さんに電話をしていない時」はこれをやっているんですよね？　と、相手側の経験を言葉にして共有することが必要なのです。

5. 何をしていると、電話をしないでいられるか

　電話をしていない時の生活を聞くと、「横になっている」「DVDを観ている」「録画した番組を観ている」などがありました。そして過去、母親に電話をすることがなかった頃の状況を確認していくと、「昔のほうが調子が良かった」と話されました。その頃の生活について確認すると「昔は集中して内職やゲームに取り組んだり、好きなDVDを観たりして調子が良かったんです」とのことです。

対応技その三

対応技その三
昔の対処法に戻らず、「今」起きていることへの取り組みを一緒に考える

　ここで「昔のほうが調子が良かった」という言葉を聞くと、それに対して何かできることはないかと対応してしまいがちです。例えば「昔と同じように内職やゲームをやってみましょう」といったアプローチです。それも悪くはないのですが、おそらく持続しないことが考えられます。なぜなら、それは「過去」に行っていた対処であり、「今」それを使っていないのには理由がある可能性が高いからです。

　ここでまず支援者がしなければいけないのは、**Cさんが「昔のほうが調子が良かった」という思いをもちながら、「今はどのような生活をしているのか」を共有すること**です。私がどのようなやり取りを展開したのかを具体的な会話で紹介し

ます。

Cさん　昔は集中して内職やゲームに取り組んだり、好きなDVDを観たりして調子が良かったんです。

看護師　今はどのように過ごされているんですか？

Cさん　ソワソワしたり、近所の声が気になって集中できません。

（＊ここでやりがちなのは「どうしたら集中できそうですか？」と聞いてしまうことですが、ここは、その質問をグッとこらえて「今」の生活を共有することに集中します）

看護師　昔とどのように違いますか？

Cさん　昔は1人でも集中できたんです。お母さんがいなくても平気でした。

看護師　……ということは、今は1人では集中できないんですね。お母さんが家にいると安心できるって言ってましたね。お母さんが帰ってきてからは集中力に違いはありますか？

Cさん　そう言われると、ソワソワや近所の声は、そんなに気にならなくなります。少し集中できるようになりますね。

看護師　お母さんが家にいるだけで少し集中できるようになるんですね。もしかすると1人では集中できないけど、誰かと一緒なら集中できるかも……。どう思いますか？

Cさん　そうですね。誰かと一緒なら集中できるかも。

看護師　訪問看護の時に、昔、調子が良かった時にやっていたゲームをしたり、DVDや録画した番組を観たりを一緒にやってみるのはどうですか？

Cさん　はい。お願いします。

　このやりとりでは、Cさんの「昔は調子が良かった」という話から、「今はどのように過ごしているのか」を聞き、「集中できる状況と集中できない状況」の比較へと展開しています。つまり、**どのようなことが起きていて、その起きていることに対してどのように取り組めばいいのかを一緒に考える**ことができています。

　もし、早々に「昔と同じように内職やゲームをやってみましょう」というアプローチを展開していたら、「昔と比べるとソワソワしたり近所の声が気になり集中力が落ちている」という状況をCさんと共有するまでには至りません。

6. 人と一緒なら集中できる、という経験を重ねて

　その後の訪問看護では、Cさんから集中して取り組めそうなことを毎回伝えてもらい、看護師と一緒に行いました。DVDや録画したものを一緒に観たり、Cさんがゲームをやっているのを横で見ながらゲームの解説をしてもらったりしました。調子の良かった頃に行っていた行動に一緒に取り組むこのアプローチを2〜3か月ほど続けましたが、唯一、内職だけは取り組むことはありませんでした。おそらく、ゲームやDVDと比べて、実際に作業をするというところのハードルが高かったのだろうと考えます。

　ある日、Cさんが取り組めそうなことを伝えてくれる際に、少し考え込むような沈黙がありました。内職をするか否かを迷っているのかと思い、「内職はどうですか？」と尋ねました。すると少し考えた後に「やってみます」と言われました。その日は内職に1時間ほど集中して取り組みました（訪問看護は40分ほどで時間が来たので帰りましたが、その後も続けていたようです）。

　なかなか取り組めなかった内職に、なぜ取り組めるようになったのでしょうか。それは看護師と共に、集中して何かに取り組むということを積み重ねた結果、Cさんにとってハードルの高かった内職も「看護師と一緒ならやれるかも」という感覚が現れたからだと考えます。

7. 薬についての相談を活かす

　日常生活で集中できる行動に一緒に取り組むことにより、徐々に母親への電話の回数も減りました。しかし、この段階においても受診は両親のみしか行っていませんでした。ある日Cさんから、薬に関して「眠剤が弱い気がして、あまり効いていないと思います」と相談がありました。**対応技その四**

> **対応技その四**
> ### 主治医に自分の思いを伝える経験をする
>
> 　Cさんが薬に関する相談をしてくれたのは受診につながるチャンスです。この場面をチャンスとして察知するには、専門職の役割について理解している必要があります。つまり、看護師は薬の相談は受けられるが、処方するのは医師だという役割分担についてです。
>
> 　このことが頭に入っていれば、「看護師にきちんと自分の困っていること、

思っていることを相談できましたね。看護師に相談できたのだから、次は薬の変更ができる主治医に話をしてはどうでしょう」と伝え、主治医とのつき合い方を一緒に考えることができます。

　Cさんは「先生に薬のことをどのように伝えていいのかわかりません」と不安そうです。「眠剤が弱い気がして、あまり効いていないと思います、と、看護師に言ったことそのままでいいですよ」と伝えました。しかし、Cさんは「できません」と言います。

　そこで、主治医に自分の意見が通じるという経験が必要だと考え、その場で一緒にクリニックに電話をしました。Cさんは「代わりに電話をかけてほしい」と言いましたが、ここで代わりに電話をかけることは、Cさん自身が主治医に相談するという機会を奪うことになります。ですので「もし、言葉に詰まることがあれば変わりますよ」と保証をしたうえで、Cさんにかけてもらいました。すると主治医からは「眠れなくて薬の調整が必要と感じられたのならば早めに受診をしてもらってもいいですよ」という返答がもらえました。

　その週末には両親と共に受診し、薬剤調整をしてもらってきました。それからは受診に行くようになり、自ら主治医に薬に関する相談をするようになりました。つまり、自分が相談したことが通じるという経験から、受診に行く必要性を感じるようになったのです。

8. しかし本人は「調子が悪い」と言う

　集中して取り組む場面が増えたことにより、ソワソワや母親への電話、壁を殴るなどの行動はなくなり、状態は改善してきました。しかし、Cさんは「調子が悪い」と表現していました。改善している行動を具体的に挙げて「調子が良くなっているんじゃないの？」と聞きましたが、「調子が悪いんです」と言います。

対応技その五

対応技その五
「調子」を見える化する
　Cさんの場合は客観的には状態が改善しているのですが、主観的には「調子が悪い」と感じています。ケースによっては逆に、こちらが調子が悪いとアセスメントしても、本人は「調子がいい」と表現する場合もあります。
　このように主観と客観が一致しない時は、調子を測るキーワードが共有されて

いないことが多いです。そこで調子を「見える化」する必要があります。

　Cさんには調子を10段階（10が調子が一番良い状態、0が一番悪い状態）で表現してもらいました。何度か続けるうちに、7の時は比較的調子がいいと確認できたので、7以下の時は7とどう違うのかを質問していきました。

　すると、「寂しいんです。寂しさが強くなると調子が悪いんです」と話されました。Cさんにとっては「寂しさ」＝「調子が悪い」だったのです。

　このことから母親に頻繁に電話をかけて呼び戻していたことも、「寂しさ」が強くなっていたからだと考えられました。調子の悪さの背景に寂しさがあるとわかったことによって、「寂しさ」を調子の測定基準にして生活を共有することにしました。

9. 本人から希望が出された

　それまでは電話の回数が減ると、「調子が良くなっているのではないですか？」と調子の良さに注目していたのですが、それはCさん自身の測定基準とはズレていました。それを知ってからは、かかわり方が「寂しさがあったとしても、寂しさに振り回されずに、お母さんに電話せずに待てていましたよね？」という、**"寂しさとつき合いながらの生活"につながる言葉の共有**に変わりました。Cさんからも「そうですね。電話せずに待てていますね。昔の自分は母がいなくても寂しくなかったです」と話し、「昔のように1人で過ごす時も、生活を自分で組み立てたいです。そのために集中できることを増やしたいです」と具体的な希望を表現されました。

　このように本人が具体的な希望を表出したので、それに向けた取り組みをする段階に入りました。 対応技その六　対応技その七

対応技その六
「いい感じの自分」「毎日するといいこと」「時々するといいこと」を書き出す

　Cさんの場合は「1人でも生活を組み立てられるようにするため、集中できることを増やしたい」という希望がありますが、いつでも集中できることに取り組めるかというと、そうではありません。人は、そこそこ調子が良くなければ集中力は持続しません。

　Cさんの場合は調子が10段階のうち7以上の時は調子がいいと感じられてい

ました。つまり調子が7以上の時の自分（＝「いい感じの自分」と言い換えることができます）はどのような自分なのかを知ることにより、集中できる行動を実行するタイミングをつかむことができます。

そしてその「いい感じの自分」を保つために「毎日するといいこと」「時々するといいこと」を行動レベルで共有します。そうすることにより、気分の波に振り回されずに「いい感じの自分」に戻っていける行動を認識することができます。「いい感じの自分」を保つ時間が長くなればなるほど、集中力は保ちやすくなり、集中できる行動は増え、Cさんの希望に向けた生活が組み立てられます。

そこで、Cさんと「いい感じの自分」「毎日するといいこと」「時々するといいこと」を以下のように共有していきました。

いい感じの自分
- やろうと思った時に、すぐに内職に取り組める自分。
- 寂しさがあったとしても母に電話せずに待てている自分。

毎日するといいこと
- 録画している番組やDVDを観る。
- 毎朝、両親に挨拶をする。

時々するといいこと
- 両親とスーパーへ買い物に行く。
- 父に1時間ほどドライブに連れて行ってもらう。

対応技その七

外側の引き金と内側の引き金、それぞれへの対処行動を決める

引き金には外側のものと内側のものがあります。外側の引き金とは、自分とは関係のない外部から起こるストレスです（例えば、悲惨なニュースや仕事量の多さなど）。内側の引き金とは、自分の内面で湧き起こっていることです（例えば、不安感、緊張感、イライラ感、否定的な考え、やる気がなくなる、楽しみを感じられない、など）。

外側と内側の引き金を区別することは、対処行動を選択するために重要になります。例えば仕事量が多くて（外側の引き金で）イライラしていた時に、内側の引き金への対処行動であるカラオケに行き発散したとします。しかしこれは仕事量（外側からの引き金）には何の変化もないわけですから、すぐにイライラが生じて

きます。本当は引き金が外側のものであることを捉え、仕事に優先順位をつけたり、誰かにサポートをお願いしたりして対処していく必要があります。

　Cさんの外側の引き金は次のようなもので、それに対する有効な対処行動は2つあることが共有できました。

外側の引き金

- 笑い声が聞こえてきて、自分のことを笑われているような気がする。

それへの対処行動

- 黙ってやりすごす。
- 内職に集中する。

　「静かにしている」「黙ってやりすごす」というのは、一見、「何か行動しているわけでもないのに対処行動になっているのか？」と思われるかもしれませんが、立派な対処行動と言えます。なぜなら、これまで近所の声が気になった時は、壁を殴ったり大声を出したりしていました。しかし、今は黙って静かにすることにより、時間が経てばやり過ごせるということを本人が経験的にわかっているからです。

　もう1つ注目してほしいのは、訪問看護で本人と一緒に取り組んだ内職が、いつのまにか外側の引き金への対処としても機能するようになっていたというところです。日々一緒に取り組んでいたことが、「笑われている」という不快な気分を緩和させる作用をもつようになっていたのです。

　一方、内側の引き金と対処行動も次のように共有しました。

内側の引き金

- 寂しさが強くなる。

それへの対処行動

- DVDを観る。
- 録画した番組を観る。
- 午前中に頓服を服用する。

　ここで注目してほしいのは、内側の引き金への対処行動のうち2つが、「毎日するといいこと」として訪問看護で一緒に取り組んでいたものであり、その行動が対処行動に発展していたというところです。これまでの日常生活で「いい感じ

につながる」と判断して行っていた行動が、すでに対処行動へと発展していることはよくあることです。

　このように本人が表出したことは、忘れないように**書き出して共有する**ことが大切です。私たちのステーションでは**看護計画に記入して本人と共有**しています。

≫≫

　その後Cさんは、毎日、父親と母親を仕事場に迎えに行くようになりました。その時にお父さんが缶コーヒーを買ってくれるようで、それが日々の楽しみと感じられるようになりました。もちろん、看護計画に「毎日するといいこと」として、「両親を仕事場に迎えに行った時に缶コーヒーを飲む」を追加して共有しました。

　10年以上引きこもっていたCさんが、このように外出するようになるまでには約2年かかりました。先の展開が見えずに膠着状態のケースであっても、日々の積み重ねの中で焦らずに**適切な介入の機会を待ち、チャンスが来たらつかんでいく**ことが必要だと考えます。

横綱 4 子どもを虐待してしまうが、その自覚がない人への対応技

〈解離性障害〉

1. 虐待のケースと行政

　私たちが困難と感じるケースの1つに、虐待が発生しているケースがあります。虐待には身体的虐待はもちろん、精神的虐待、ネグレクト、性的虐待なども含まれます。

　読者の方々は「虐待として取り扱われているぐらいだから当然加害者本人にもその自覚はあるだろう」と考えるかと思います。かつて私もそうでした。しかし、虐待が発生したケースで初回面接時に話を聞く限りでは、**加害をしている本人に「虐待した」という認識はまずありません**。子どもや高齢の親など、虐待の対象とされた方が一時保護される事態となって、初めて認識が芽生え始めます。しかしそれでもまだ、本人自身は虐待と思わずに行動していることが多いです。まずはこの視点に立つ必要があります（この視点に立つ理由に関しては、事例の中で説明します）。

　また、リストカットや大量服薬も、それが原因で入院した場合は特に、子どもへ心理的負担をかけたり、子どもに必要なものを親が提供できないという意味で、ネグレクトに当たると判断される場合もあります。

　虐待が疑われたり、その結果子どもが一時保護された経験のある人には、必ず行政機関がかかわりをもちます。そのため医療機関以外の人たちと初めから連携を取る必要があります[1]。

　今回は、虐待があり子どもが保護されたケースです。加害した本人が回復する可能性を見つけていくための対応技を紹介します。

---

[1] 児童虐待を受けたと思われる児童を発見した場合には、法律で、近隣の市町村、児童相談所に通告しなければならないとされています（児童虐待防止法第6条）。通告を受けた市町村、児童相談所では、虐待から子どもを守るとともに、子育てに悩む家庭への支援を開始します。（厚生労働省：http://www.mhlw.go.jp/stf/seisakunitsuite/bunya/kodomo/kodomo_kosodate/dv-jinshin/index.html#hid0_mid8 より引用）

2. 事例

Dさん、20代、女性、解離性障害。父親と子どもと同居。

学生の頃に薬剤の使用や暴行にて逮捕歴がありました。もともと気分の浮き沈みが激しく、10代後半から20代前半にかけて離婚を2回経験しています。

1回目の結婚で子どもを授かり、出産。2回目の結婚生活では夫からDV（ドメスティックバイオレンス）を受けたことがありました。その頃から「ミキ」「チカ」という、主人格とは別の人格が現れるようになりました。家族の勧めで精神科クリニックを受診し、治療を受けていました。

治療は受けていたものの、人との関係がうまくいかないと気分の波が現れ、頻繁にリストカットをしていました。リストカットをしている時はほぼ記憶がなく、深く切りすぎて神経を切断してしまったこともありました。

ある日、入浴中に、一緒に入浴していた子どもの顔を浴槽へ沈めました。父親が警察に連絡をし、子どもは児童相談所に一時保護されました。その後しばらくしてから、子どもと2人きりにならないことを条件に家庭復帰することになりました。行政機関から、気分の波やリストカット、虐待行動のリスクが高いと判断され、私のステーションに訪問看護の依頼が入りました。

3. 虐待したとは思っていない

初回面接時に、虐待と認識しつつ浴槽へ子どもの顔を沈めたのかどうかを確認しました。するとDさんは「虐待とは思わなかった。子どもと一緒に風呂に入っていてポンと顔を浴槽に押した感じだったが、それが浴槽に沈めた感じになったと思う」と話しました。その時に子どもを保護した父親は「別の人格が出てきたと思ったので、対応できないと思い警察に連絡をした」と話されました。

対応技その一

人格が変わることについてDさんは、「薬の影響で人格が変わっているかもしれないと思う。薬を減らしていきたい」と話されました。処方薬としてベゲタミンAを含む薬剤が処方されていました[*2]。Dさんは「嫌なことがあると薬に逃げてしまう」と話し、逃避目的のために大量服薬してしまう（ベゲタミンAを20錠以上飲んでしまう）ことを自覚していました。しかし、通院すると処方は毎回1

[*2] ベゲタミンは、現在は薬物乱用の観点から供給が停止されている薬剤です。

か月分出されることから、いつでも大量服薬ができる状況にありました。Dさんは「私は逃げたくなると先生に薬をお願いしてしまう傾向がある。だからこっちの言いなりに薬を出さない先生に変えたい」と、受診先の変更を考えていました。

また、大量服薬の引き金になる「嫌なこと」の状況を詳細に確認すると、「買い物をしたい欲求が強くなった時に、お金がない状況だとそうなる」と話されました。 対応技その二

今後、Dさん自身がどのような生活を送りたいかを確認すると、「子どもが連れて行かれた時が一番しんどかった。子どもと父と3人で仲良く暮らしていきたい」と話されました。

対応技その一
「人からは危険に見えた行動」への対処行動を決めていく

冒頭に述べたように、虐待ケースとして依頼があったとしても、本人自身が虐待と認識していることは少ないです。それは虐待として通告され、子どもが保護された事実があったとしても同様です。では、同じことが二度と起きないように、本人自身が行動を変えるにはどうすればいいのでしょうか。それはまず、「人から客観的に見た場合にどう見えるか」を共有することです。

Dさんの場合であれば、「子どもと一緒に風呂に入っていてポンと顔を浴槽に押した感じだった」という行動があります。しかし、父親は「別の人格が出てきた」と認識しました。ここで私がもし、「別の人格が出てきて、お父さんが通報しないといけないほどの危険性があるのだから、それは虐待にあたりますよ」と単純に結論づけたとしても、Dさんの心には響きません。「虐待と言われたけど自分はやったつもりはない」と否定を続けるでしょう。Dさんにはこの時点で、その一連の行動に対して、虐待という認識がないからです。

それでは、虐待の認識がないと思われるDさんには、どのような気持ちの動きがあったのでしょうか。言葉では「虐待をしたつもりはない」と言ったとしても、虐待と判断されて子どもが保護されてしまったのですから、自分の行動が人からは虐待に見えた、という事実は本人が十分にわかっています。けれども虐待と判断された母としての無念は少なからずありますので、そのことに直面化すると、Dさんの中で否認したい気持ちのほうが強くなるわけです。

そのようなDさんの気持ちの動きを考えると、「虐待するつもりがあったのか」「実際に虐待したのか」にこだわって直面化させるよりも、客観的に起きたことを共有するほうが、現実に目を向けられると思われます。

具体的には「ポンと顔を浴槽に押した感じになった行動が、父親から見た場合に別人格が現れて危険と判断された」という事実です。そこを共有したうえで、**今後、同じことが起こらないようにするにはどうすればいいのか**という対処行動を一緒に考えていきます。

対処行動を一緒に考えるポイントとしては、本人がどの行為から先を虐待と考えているかを情報共有することが必要です。Dさんの場合であれば、子どもが言うことを聞かない時に小突く程度の暴力があり、それは虐待ではないと思っている、とのことでした。しかしそこからエスカレートする可能性があるため、「**子どもに注意する時は手は出さない。言葉で伝える**」ということを決めました。

対応技その二
アセスメント力を発揮して真の引き金を探す

大量服薬の引き金として「買い物をしたい欲求が現れた時に、お金がない場合」ということを本人は表出していますが、ここでもう少し深く、「ではどういう時に買い物をしたくなるのか」について話を聞く必要があります。"脳神経の報酬系の欲求"として買い物欲求が生じているのか、それとも"ストレスの解消方法"として生じているのかによって、アプローチの方法が変わってくるからです。

"脳神経の報酬系の欲求"として買い物欲求が生じており、それが叶えられないと大量服薬してしまう、というのであれば、欲求を制止するために取り組めること、他に意識を向けられる何かを考える必要があります。

しかし"ストレスの解消方法"として買い物欲求が生じており、それが叶えられないと大量服薬してしまう、というのであれば、引き金は別にあるのではないかと思います。なぜなら「ストレスが溜まった」⇒「買い物したいが買い物できない」⇒「大量服薬」という流れなのであれば、これまでにもっと何度も大量服薬してきたはずだからです。

ここで支援者としてのアセスメント力を発揮していただきたいのです。**大量服薬の引き金になりやすいものとしては、「人との関係」**があります。特にDさんのようにスピード離婚を繰り返す人は感情の波が激しく、**異性との関係で崩れやすい**ことが考えられます。そこで、私はDさんに対して「男性との関係が崩れてストレスが溜まることはありませんか」と聞きました。すると「男を作るとダメになる。その人に合わせてしまい、子どものほうに目を向けられなくなる」と話されました。

男性とうまく関係が築けている時はいいのですが、関係が崩れると、ストレス

を発散するために買い物をしてしまう、とのことでした(ですので、やはりDさんの大量服薬の引き金は、"買い物"ではなく"男性"であることがわかります)。

　ここで、「じゃあ男を作るのはダメ」「子どもがいるんだから、これからは母としてきちんとするように」と説教じみたことを言ったとしても、何の意味もありません。そんなことは本人も頭では理解できています。ですから、「**頭ではわかっていても行動に移せないことに困っているDさん**」という視点に立つ必要があります。

　Dさんは、この時点では「子どもと男との同時進行は無理だから、子どもと2人で過ごしてもいいという許可が児童相談所から出るまでは、男は作らない」と宣言しました。

4. 主治医を変更。別人格は出なくなったが

　医療機関を変更したいという希望がありましたので、私はクリニックや病院についての情報提供をしました。Dさんがそのうちのいくつかに連絡しましたが、「入院対応が必要かもしれないので受け入れられません」と断られたようです。入院対応ができる病院を一緒に探し、受診先が見つかり、そこで主治医と相談しながら薬を減らしていきました。

　別人格に関しては、訪問看護の導入後は現れることはありませんでした。その要因について父親は、「子どもが児童相談所に保護されてショックを受けて、別人格が出なくなったのでは」と話していました。

　育児に関しても、子どもの夕食は必ず作っており、学校が休みの日は父親と3人(2人きりになることには制限がかかっていたため)で外出したり、積極的に子どもと交流をもつようにしていました。そこで訪問看護では、子どもとの生活において本人自身が工夫している点や努力している点を挙げていき、本人と共有しました。 対応技その三

対応技その三
子育てに関して本人が工夫していることを共有する

　子どもとの生活において、本人自身が工夫している点や努力している点を挙げ、以下のように共有するようにしました。そうすることにより、母としての役割意識が強化されます。またそれにより、児童相談所に、本人自身がどのように子育てに取り組んでいるのかを説明することができます。

▌Dさんと共有した「子育てで工夫していること」

- 子どもとは歌を歌ったり遊んだりする時間を取っている。
- 褒めるところはとことん褒める。その後、ギュッと抱きしめるなど愛情を表現する。
- しんどい時でも保育園の行事には必ず参加している。
- 子どもと同じテレビを観るなど、体験を共にして話題を作るようにしている。

5. しかし再び彼氏ができて……

　2か月ほどは順調に経過しました。しかし夜間に1人で考える時間が増え、「なんで子どもを産んだんだろう」「どうやって接したらいいんだろう」「もしかしたら親権を父に移したほうがいいのではないか」など、子どもと自分との関係性について否定的な考えが強くなってきました。それを友人に電話で相談するため、友人と電話がつながる夜間に起きていることが増え、睡眠リズムが崩れました。

　その頃から、食後に嘔気が現れ、日によっては吐くこともありました。それに伴い食欲低下も現れ、子どものために必ず作っていた夕食も作らなくなりました。父親から「せめてご飯は作ったらどうや。お前はこの先ないけど、子どもはこの先もあるんやぞ」と言われたことをきっかけに、些細なことで父親と口論になることが増えました。

　口論を繰り返すようになってから「自分の居場所はこの家にはない」「やっぱり私は男なしでは生きていけない。男を一生作らないっていうのは無理」と話され、男性と交際を始めました。 対応技その四

▌対応技その四
▌Dさん自身の前提を共有。
　そのうえで、優先的に時間を使うポイントを決めていく

　「子育てと男性とのつき合いの両立はできないから男は作らない」と宣言していたDさんでしたが、気分の波が現れ、つらい状況が続くと、自分の居場所を求めて男性と交際を始めました。ここで、「両立できないから男は作らないって宣言したじゃないですか」と問い詰めたとしても、本人を追い込むだけです。

そもそも独身女性が男性とつき合うことは、当然あり得ることです。しかし、独身であってもＤさんには子どもがいるわけですから、自分の自由になる時間が限られます。彼氏に会いたい時に会いに行ったり、電話したい時に電話できる状況ではありません。そうした、自分の思うようにならない時間があるという前提を共有する必要があります。**この前提を、意外にも本人が理解していないことが多い**からです。

この前提が理解できていないまま男性との交際を続けるとどうなるでしょう。母親としての役割に重点を置いている時は子どもにエネルギーを注ぎますが、男性に気持ちが傾き始めると、子どもに向けるエネルギーはどんどん減少します。そうするとＤさんの「子どもが連れて行かれた時が一番しんどい。子どもと父と3人で仲良く暮らしていきたい」という希望に沿った人生とはかけ離れていってしまいます。

ですので、ここで支援者がしなければいけないことは、「Ｄさん、あなたはすべての時間が自由にはならないんですよ」という前提を共有したうえで、Ｄさんの母親としての役割と、1人の女性としての役割をきちんと整理しながら、優先的に時間を使うポイントを一緒に決めていくことです。

ここでＤさんと決めたのは、「子どもが学校に行くまでに必ず起きて送り出す」「食欲がなくても夕食は食卓に座り、一緒に時間を過ごす」「子どもの行事には参加する」でした。となると、平日は学校があるので彼氏の家に泊まり込んだりはせず、必ず夕食までに自宅に帰る必要があります。このことを確認しました。

この時に本人の力になったのは、対応技その三で実行した、**「子育てで工夫していること」を共有していたこと**です。その時の経験を振り返ることにより、母親としての役割を担いながら子どもと暮らしたいという思いを忘れずに取り組めたと考えています。

---

6. しかしまたもやスピード婚で出て行ってしまう

彼氏との関係がうまく築けている時は良かったのですが、喧嘩をすることが多くなり、別れ話が出ることもありました。そのたびに気分の波が現れ、場合によってはリストカットや過呼吸を起こすこともありました。それでも「子どもと一緒に暮らしたい」という思いがあり、子どもの前ではイライラした姿を見せず、普段と同じように接していました。

しかし、そのストレスを発散させるために、父親に買い物や美容院に連れて

行ってほしいと頻繁に頼むようになりました。父親もリストカットや過呼吸がひどくなることを懸念して連れて行っていました。しかし父親にも限界が来て対応できなくなると、「誰にもわかってもらえない」とイライラする日が増えました。

　ちょうどその頃に彼氏とよりを戻し、そのタイミングで「結婚する」と、子どもを父親の家に置いて、彼氏の住んでいる地域に単独で引っ越しを決行。よりを戻してから1週間ほどでのスピード婚でした。私はその報告を本人から電話で受けました。

　Dさんは訪問看護を続ける意思を示していたのですが、地域が変わるので当ステーションの訪問看護は終了となりました。電話口でDさんは、「自分の状況から逃げているのはわかる。子どもと離れるのは寂しいし、つらい。けど、今のままでは耐えられない。子どもの行事には必ず帰ろうと思う」と話されました。

7. 次の展開への見通しとして

　ここまでの経過を振り返ると、彼氏との関係が崩れたあたりから、リストカットや過呼吸、父親を振り回す行動（買い物や美容院への頻繁な欲求）が現れました。そして最終的には、Dさんが表出した「子どもと父と3人で仲良く暮らしていきたい」という希望からはかけ離れた結果になりました。

　この後も訪問看護が続けば希望にベクトルを向けた支援を組み立てられたとは思いますが、彼氏とよりを戻して結婚するまでの期間が1週間ほどでしたので、手の打ちようがなかったというのが本音です。Dさんとの最後の電話では、「もしこちらに帰ってきた場合（つまり離婚するということですが）は、必ず連絡がほしい」ということを伝えました。

　先日、約半年ぶりに本人から、「所長〜。離婚して帰るから訪問看護をまた受けたいねん」と連絡がありました。もちろんDさんを取り巻く状況は半年前と変わっていますので、情報収集する必要はありますが、私には次の展開が見えます。

　前回の経過から、本人が男性関係や父親との関係で気分の波が現れることはわかりました。それは自分の気持ちを押し通したいがゆえにイライラが生じているのだと考えます。そのストレスが蓄積されると、買い物や美容院にお金を使い、それが尽きるとリストカットや過呼吸が現れるというパターンが見えます。しかし、子どもの前では母親として気分の波が生じているところを見せずに、普段と同じように接することができていました。このことから、**本人が頑張りきれるポイントとしては、子どもの存在が大きい**ことがわかります。

ちなみに電話がかかってきた時に子どもとの関係について聞くと、「行事の時には帰っていたので、月に2～3回は会ってました」と話されました。母親としての役割として決めたことのうちの1つである「子どもの行事には必ず参加する」は実行していました。彼女なりに母としての役割を遂行しようとする意思が見えます。

　つらい経験を繰り返したいとは誰も思いません。訪問看護を再開したら、これまでの状況をDさんがどのように捉えているのかを共有し、今、かかえていて問題と感じていることを整理していこうと考えています。以前と同じつらい状況にならないためには、**「自分の気持ちを押し通したいがゆえのイライラ」が生じることに、本人自身が気づく**必要があります。それは今、現実に起きていることを一緒に整理していく過程で気づくことができると思います。

気をつけていても過活動になり、その後のうつが避けられない人への対応技

〈双極性障害〉

1. 地域で双極性障害をケアすることの難しさ

　双極性障害には双極性Ⅰ型障害と双極性Ⅱ型障害があることはご存知ですよね。どちらも躁エピソードとうつエピソードが認められます。Ⅰ型とⅡ型の違いは、明確な躁エピソードがある場合が双極性Ⅰ型障害、明確ではない軽い躁エピソードがある場合が双極性Ⅱ型障害です。

　私の感覚ですが、地域においては、双極性Ⅰ型障害よりも双極性Ⅱ型障害の利用者のほうが、アセスメントや看護展開の見通しを立てることが難しいです。なぜなら、躁状態に入った本人は、普段の状態とは違うことは気づいているのですが、軽い躁なので本人も周りもそれほど困らずに経過してしまい、当初に共有していた対策法が見失われやすく、目標としていた生活から離れてしまうことがあるからです。そのまま何もしなければ生活に支障をきたし、入院しなくてはいけない状況に至ることがあります。

　今回は、危機的状態にまで至った双極性Ⅱ型障害のケースを紹介し、対応技を解説していきます。

2. 事例

　Eさん、50代、男性、双極性障害。
　アパートのワンルームで一人暮らしをしています。うつ状態になると物事のすべてにおいて「面倒くさい」と感じるようになり、活動性が低下する傾向にあります。食事を食べることさえ面倒くさく、何を食べてもおいしくなくなります。無理にでも食べようとしますが、徐々に食事量が減り、ついには全く食べなくなります。そうなると意欲も低下して外出することも億劫になり、自宅に引きこもります。その結果、栄養失調や脱水で入院になります。

そんな形での入院を繰り返していたことから、医療機関から私のステーションに訪問看護の依頼が入りました。

3. 初回面接で

初回面接時、Eさんにどのような生活をしていきたいかと聞くと、「毎日朝起きて、地域活動支援センターに行きたい」と話されました。Eさんが認識している症状としては、「躁状態の時には外出が多くなります。行動しすぎてヤバい。うつ状態の時にはすべてにおいて面倒くさくなります。そうなると食事が食べられなくなるので入院レベルです」と話されました。

地域の支援者から夕食だけは宅配弁当を頼むといいとアドバイスされたため、注文し、日に必ず1食は食べるように努力していました。しかし訪問看護が導入された時点では、食事をおいしく感じることはなく、「義務で食べています」と話されました。入浴も2週間に1回できるかどうかという状態で、活動性も低下していました。毎食後に炭酸リチウムが200mg処方されていましたが、起床の時間が一定せず、飲み忘れが多いとのことでした。

Eさんに興味のあることを聞くと、「以前はバイクに乗っていました。最近は何か月も乗っていないのでエンジンがかかるかどうかもわかりません」と話されました。アパートの1階にバイクがあったので、「エンジンがかかるかどうかだけでも試してみませんか？」と伝えると「手伝ってくれますか」と言われ、一緒に鍵を回したところ、エンジンがかかりました。**対応技その一**

対応技その一
「いい感じの自分」の感覚を思い出してもらう

私がバイクについて質問したのは、乗るか否かを知りたかったのではありません。バイクが好きな人は、エンジン音を聞くだけでもテンションが上がるというのはよく聞く話ですから、「いい感じの自分」の感覚を思い出してもらおうという意図で、バイクのエンジンを一緒にかけてみようと考えたのでした。

ここでEさんの心理・社会的な要因を少し振り返りましょう。

ワンルームの自宅で1人、寝たきり状態であれば、「この先もずっとこのような状態が続くのではないか」と思うことは心情として理解できます。そこに、うつの否定的な認知が現れているわけですから、「自分には何の価値もない」「将来いいことなんて起こるはずもない」と悲観的になり、その苦しみは一層深いもの

になるでしょう。

　そこで、Eさんにとって「いい感じの自分」を思い出せば、かつて自分がやりたかったことや希望に感じていたことを思い出すきっかけになるのではないか、と思いました。興味があるものに触れてみた感覚を言葉で共有することを目的に、アプローチをしたわけです。

4. 活動性は向上するものの……

　バイクのエンジンは容易にかかり、「これなら自分でもエンジンをかけられるかも」と言っていたEさん。翌日にはバイクに乗って買い物に行きました。それをきっかけに、近くのラーメン屋や定食屋で外食をするようになりました。宅配弁当以外にパンや野菜ジュース、レトルト食品など食事にもバリエーションが増え、何か月かぶりに食事を「おいしい」と感じられるようになりました。好きなアーティストの曲を聴いたり、地域活動支援センターへの通所を再開したりと、順調に回復しているように見えました。

　ところが次第に、受診の後に通所に行き、その帰りに買い物に行くなど、一気に活動量を増やすようになりました。その頃から、調子のいい時とそうでない時の波が現れ、日によって活動性が変動しました。具体的には、午前中に市役所に行って、通所先に顔を出し、帰りに買い物に行くなど、活動性が向上している日もあれば、一日中自宅で寝込む日もありました。日が経つにつれ疲れが蓄積し、2〜3日寝込むということが続くようになりました。

　Eさんは一気に行動してしまう理由について、「明日動けなくなったら困ると思って、動ける時に用事をすべて終わらせておこうとしてしまう」と話されました。　**対応技その二**

対応技その二
本人が「調子」を測っているポイントを見つける

　まずは何が起こっているのかを把握する必要があります。具体的には、客観的な事実と、本人が感じている主観的な事実を正確に捉え、整理していくようにしました。

　客観的事実として、Eさんは調子がいい時とそうでない時で生活状況が変わりますが、その時に必ず本人が、その日の調子を測っているポイントがあるはずです。だからこそ、日によって活動が変化するわけです。そのポイントは本人が主

観的に考えていることに拠りますので、まずはその感覚を言葉にしていくようサポートしていきます。

Eさんに、**調子がいい時の生活状態と、そうではない時の生活状態を詳しく聞きました。そのうえで、どのような違いがあるのかを一緒に考えました。**その結果、Eさんが調子を測っているポイントは「起きた時のけだるさ」だということが共有できました。つまり、起きた時のけだるさによって活動範囲を決めていて、その後の疲れがどの程度現れるかは考慮していない、ということなのです。

そこでEさんと、「起きた時のけだるさ」が少なくて動けそうな日であっても1日1か所の外出に留め、徐々に活動性を上げていくと決め、共有しました。「1日1か所ですね。わかりました」と了承され、午前に外出したら午後は休む、午後に外出するのなら午前は休むというふうに、活動を意図的に自己コントロールするようになりました。

2週間ほど経つと、一日中寝込むということはなくなり、毎日動けるようになりました。週に1回は定期的に通所にも行けるまでに改善しました。自炊も始め、数か月ぶりに炊飯器でご飯を炊くこともできました。

5. しかし再び寝込むことに

1日1活動を心がけていましたが、日によっては、ヨガ教室（病院で行われていたもの）に行き、通所先に顔を出し、帰りに買い物に行くなど、一気に活動量を増やす日もありました。そのたびに「今の生活がある程度定着するまでは1日1活動にしましょう」と伝えました。

ある日、食事を食べ過ぎて下痢をしたことをきっかけに、再び寝込むことになりました。 対応技その三

対応技その三
2段階前のサインを見つけ対処する

ここでEさんの経過を振り返りました。

当初、Eさんは自分の調子を「起きた時のけだるさ」で把握し、それによって活動量を決めていました。しかしそれだけでは活動量が増えてしまい、2～3日寝込むことがありました。その対処として1日1活動（1か所の外出）にすることを一緒に決め、取り組みましたが、やはり活動量が増える日が多くなり、ある日下痢をしたことをきっかけに、再び寝込むようになってしまいました。

ここに、地域で軽躁状態の人の支援を行う難しさが見えてきます。1日1活動以上の日が増えると、その後は寝込むまでに至る可能性が高いとわかっているのですが、それでもまだ「活動が増えている」だけでは支援者も本人も困る状況ではないため、支援者は活動を抑制する方向のアドバイスをしただけで、その日は終了ということになりがちです。すると、次の週までの間に再び寝込むような状態になってしまいます。

　そうなると支援者としては、「順調に進んでいたのだから1日1活動を守ってほしい」という思いが強くなり、「どうすれば1日1活動を守らせることができるだろう」という思考になりがちです。

　しかし、私たちが「させる」形では、継続的に自分自身でコントロールするのは難しくなります。

　ここで考えなければいけないのは、同じことを続けていては同じ結果になるということです。今回の支援で言えば、「1日1活動にしましょう」と何度伝えても活動量が増える日があったということです。

　ここでアセスメントしたのは、**1日1活動以上の行動が現れた時点で、すでにコントロールが効かない状態になっている**のではないか、つまり、軽躁状態の直前ではなく、2段階前のサインを本人と共有して、それに対処していく必要があるのではないか、ということです。

6. 軽躁状態の2段階前のサインを発見し、対処する

　そこで、2段階前のサインをEさんと一緒に探していくことにしました。それにより発見されたのは次のようなものでした。

> ▌**軽躁状態に向かっている時のサイン❶**
> - 1段階前（直前）のサイン：1日の外出頻度が増える。
> - 2段階前のサイン：支援者に対して、「どうしたらいいですか？」という質問が増える。

　軽躁状態になる1段階前のサインは、「1日の外出頻度が増える」です。さらにそうなる前のサインとして、支援者に「どうしたらいいですか？」と質問することが増えるという傾向が発見されました。

　いつものEさんなら自分の考えを話すのに、外出の頻度が増えた時に限って

支援者に対して行動指針を求める傾向が出てくるのです。この「どうしたらいいですか？」が出てきた時は、「安全なスケジュールを作る」という目的のもと、外出の優先順位を一緒に考えるようにしました。

▌軽躁状態に向かっている時のサイン❷
- 1段階前（直前）のサイン：管理者の訪問を希望する。
- 2段階前のサイン：他者への非難が出る。人を比較し、意見を受け入れる余裕がなくなる。

　納得がいく説明が得られないと、「あの人に相談してもちゃんとした答えが返ってこない」など、スタッフへの非難が始まります。普段は相手のことを考えたり受け入れることができる人なのですが、軽い攻撃性が出て支援者同士を比較し始めます。そうすると、管理者の訪問を希望し、役職がある人からの説明でなければ自分は納得できない、と訴えるようになります。
　この「他者への非難」が出てきた時は、軽躁状態の攻撃性が出てきたと捉え、どのように感情の処理を行えばいいのかを一緒に考えました。具体的には「どっちがよい」「悪い」の評価はせずに、思いのズレがどこにあるのかを一緒に整理していくようにしました。

---

7. うつ状態の2段階前のサインを発見し、対処する

▌うつ状態に向かっている時のサイン❶
- 1段階前（直前）のサイン：食事が食べられなくなる。
- 2段階前のサイン：食欲がなくなる。

　訪問開始前の経過と同様、うつ状態になると食欲低下が現れることがわかっています。食欲低下時用にラコール（経腸栄養剤）が処方されているのですが、Eさんの中ではラコールは食事ではないという認識があり、弁当を食べることを優先していました。そのため次のような経過をたどっていることがわかりました。① 普段はラコールと宅配弁当を摂っている。⇒② 食欲がなくなると、宅配弁当を食べようとするが食べられない。そのためラコールも飲まない。⇒③ 宅配弁当は冷凍室に入れ、何も食べなくなる。⇒④ 入院を考えなければいけないレベ

ルになる。

　このままでは起きた時に薬を服用したかどうかがわからないため、薬ケースを使用し、視覚的にわかるようにしました。食事については、宅配弁当（1食分）が食べられなくなった時は、主治医に特別指示書の発行と指示を仰ぎ、毎日訪問を行えるようにしました。食事が宅配される 14 〜 15 時頃に訪問をし、食事が摂れるような生活リズムをつけるようにしました。

▐ うつ状態に向かっている時のサイン ❷

- 1 段階前（直前）のサイン：「外出頻度が減る」「部屋の電気をつけない」「入浴頻度が減る」「薬の飲み忘れが増える」
- 2 段階前のサイン：昼寝が増え、夜間の睡眠が浅くなる。

　昼寝が増え、夜間の睡眠が浅くなり始めると、調子を測っているポイントである「けだるさ」が現れ、外出頻度が減ります。昼間に訪問すると、1 日ずっと寝ていて部屋の電気をつけないとか、布団を敷きっぱなしにしていることが増えます。そうすると起きる時間も一定にならないので、薬をいつ飲んだかがわからなくなり、飲み忘れが増えます。薬剤の血中濃度が下がり、さらに抑うつ状態が深まるという悪循環に陥ります。入浴頻度は 2 日に 1 回だったものが 1 週間に 1 回に減り、ついには 2 〜 3 週間入れなくなります。

　そこでこの 2 段階前のサインが現れてきた時は、生活を構造化してわかりやすくする支援を行うようにしました。具体的には、寝る時間はコントロールが難しいため、朝の起きる時間のみを一定にしました。E さんは「9 時ならなんとか起きられる」と話されたため、9 時に目覚ましをセットすることを一緒に決めました。

▐ うつ状態に向かっている時のサイン ❸

- 1 段階前（直前）のサイン：テレビを観なくなる。
- 2 段階前のサイン：人と比較し、自分はダメだと思う。

　人同士を比較するのは軽躁状態でも出ていましたが、うつ状態では自分と人を比較するようになります。それが自分の身の周りの人だけではなく、テレビに出ている芸能人とも比較し始めます。例えばテレビを観ていて「あの人は自分よりも年下なのに高級なカバンを彼女にプレゼントしている。それに比べて自分は生

活保護で……」などと考え落ち込みます。そのような状況がある時はテレビを観ることがつらくなるので、観る頻度が減っていきます。

うつ状態に向かっている時のサイン❹

- 1段階前（直前）のサイン：管理者の訪問を希望する。
- 2段階前のサイン：将来への不安が強くなる。

うつになると将来への不安が強くなります。そうすると見通しを立ててくれることを期待し、管理者の訪問を希望します。管理者の訪問を希望するところは軽躁状態の時と同じですが、その目的が異なります。

8. 予防のための手を打つ

気分の波が現れている時だけ対処をして終わりがちですが、双極性障害は予防が大事です。気分の波が落ち着いた時に、予防となる生活項目を考える必要があります。

私はEさんと、生活のルールとして以下を取り入れていくことを決め、共有しました。

躁転・うつ転を避けるために決めた生活のルール

- 外出する時の用事は1個にする。
- 1週間に1回の通所を目指す（継続した通所）。
- 食欲が落ちた時は宅配弁当のみでOK。
- 睡眠・気分を表に記録する。
- 睡眠リズムが崩れた時は、起きる時間を一定に。

ここまでの経過で約1年かかりました。この後も小さな気分の波はありましたが、大きな波が来ることなく経過しました。Eさんから「この先、働きたい」という希望も出されたため、通所先の地域活動支援センターに毎日通うことになりました。今も気分の波が大きくなると通所を中断することはありますが、入院

はせずに生活できています。Eさん自身は「けだるい」と感じた時のサインを以前よりも早く察知できるようになりました。Eさんに本来備わっていた力が上手に発揮できているということだと思います。

横綱 6

母への要求が強く、イライラし、引きこもりと暴力がある人への対応技

〈広汎性発達障害〉

1. 初回面接にはコツがある

　　広汎性発達障害をもつ人の家を訪問し、本人と家族から話をうかがうと、発達障害の特性により、こだわりが強かったり、音や細かな手順が気になったり、言葉の使い方が気になったりすることから、本人が家族に特別な対応を強いている場合も多く、家族が疲弊している様子が見えることがあります。

　　そんな場で私が家族の肩をもつような発言をすると、本人から支援を拒否されることがありますし、逆に本人の肩をもつような発言をすると、家族がますます疲弊していくことがあります。

　　なお、発達障害をもつ人全員が支援の必要性を感じているわけではありません。時には支援を受けたくないという思いが強い人もいて、周りの支援者や主治医からの強い勧めで、渋々受け入れているような状態の人もいます。

　　そのような人へ支援を導入する時、渋々受け入れてくれる以外の方法はないのでしょうか。結論から言いますと、方法はあります。今回の事例のように、初回面接時に「支援を受けるメリット」を本人が感じられれば、自発的に受け入れてくれるようになります。

2. 事例

　　Fさん、30代、女性、広汎性発達障害。

　　自宅に引きこもる傾向があり、イライラすると母への暴力がありました。調子があまり良くない時は光への過敏性が現れ、まぶしいと言って部屋のカーテンを閉め、1日中寝込みます。人との交流は母だけで、その母ともたびたび口論になっていました。

　　母との二者関係では暴力や引きこもりに対する解決策が見えにくいため、行政

の保健師を通じて訪問看護の依頼が入りました。本人は訪問看護を拒否していたのですが、主治医から強く勧められて初回面接を受けることだけは了承していました。

このような、訪問看護の必要性を感じていない人への初回面接時で押さえるべきポイントを紹介します。 対応技その一 対応技その二

対応技その一
「なぜ主治医は訪問看護を受けるように言ったと思うか」を聞く

まずは、訪問看護の説明を受けるために訪問看護師と面接をしているという「今ここ」での状況を活用します。具体的には「なぜ訪問看護の説明を受けようと思ったのですか？」と聞きます。Fさんは「母とだけではなく、他の人と話をすることが必要と主治医に言われたから」と話しました。

そこから、もう一歩踏み込んで聞いてみます。踏み込み方としては主治医にどのように言われたのかということだけではなく、「なぜ、主治医がそう言ったと思うか」を聞くようにします。「どのように言われたのか」ではなく**「なぜ」を聞くことで、主治医の心情を本人は考え始めます。**

Fさんは、「お母さんと口ゲンカをしてイライラした時にパニック発作が起こるので、そのことを心配してるのかもしれません」と話しました。過去にパニック発作が起こると過呼吸になり、体が動かなくなるという経過がありました。Fさん自身も「そのパニック発作が一番困ります」と話しました。

落ち着いている時の生活を思い出してもらうと、「英語でしゃべっている時です。外国の人は開放的ですごく落ち着きます」と話しました。海外旅行の経験もあるとのことでした。

対応技その二
「なりたい姿」を言葉にし、訪問看護で取り組むことを明らかにする

「なりたい自分の姿」を聞くと「本当は外に出たいけれど、今は電車や飛行機に乗れません。引きこもると人への免疫が落ちてしまいそうで怖い」と話し、「ストレスに強くなりたい」という思いがあるとのことでした。

このような本人の思いを聞くと、ついこちら側からできることを一方的に説明してしまいがちですが、そのような一方的なケアの説明は訪問看護を受けたくな

いと思っている人には押し付けられている感覚だけが残ります。例えば「訪問看護を受ければ行動範囲が広がります。外国の人と英語で話ができるように支援できます」のように、**訪問看護で「〜がやれます」といった言い方をするのは好ましくありません。本人にとってその方法がしっくりこなければ、それは押し付けの看護になるから**です。

　このような場面では、具体的な出来事を確認しながら、本人が問題と感じていること、そしてその問題がクリアされた時になりたい姿を、本人自身が言葉にできるように支援します。そうすることにより、なりたい姿へ向けた課題を整理することができます。課題が整理されると、訪問看護では何に取り組むのかが明らかになるので、訪問看護を受けるメリットが感じられます。

　Fさんの場合であれば「訪問看護は受けなくていい」と思っていますが、一番の困り事である「パニック発作」は起こってしまうことであり、その不安から外出が減少し、自宅に引きこもります。その結果、外国の人と英語で話ができる場所に出かけることができなくなります。すると、「ストレスに強くなりたい」という希望とは正反対の、「人への免疫が落ちた」と感じる方向に向かってしまい、自分のなりたい姿へ近づけないということになります。つまり、なりたい姿と客観的な状況にズレがあり、このズレが苦しみを生むわけです。

3. パニック発作の引き金は継続するなかで見つけていく

　対応技その一、その二を踏まえた面接を行いながら、Fさんの一番の困り事であるパニック発作について話をしていきました。母親との口論はありましたが、必ずしも口論の後にパニック発作が現れていたわけではありませんでした。

　ではどういうことが引き金となってパニック発作が起きているのでしょう。それは訪問看護を継続するなかで見つけていくしかありません。そこで、「訪問看護では、生活面に現れる前兆やサインを捉え、対処行動を身に付けるサポートを行います」「それにより、パニック発作に振り回されずに自分の好きな活動にエネルギーが向けられるようになる可能性があります」と伝えました。

　このように話をしたところ、Fさんは「訪問看護を受けます」と了承しました。

4. 家で大暴れ

　訪問看護を進めていくうちに、徐々に自分について話してくれました。

東京に住んでいた時期があり、ダンサーを目指し、夜中までレッスンを受けていたこと。自分の感性を大切にしていてそれが鈍るのが嫌なこと。また自分の感性を鈍らせないためにも社交の場や人が行き交う場に行きたいし、そういう場がもともと好きだったことなどです。

ある時、訪問予定日に母親から電話がかかってきました。「部屋に引きこもっていて話せる状態じゃないので訪問のキャンセルを考えているが、私もどうしていいのかわからなくて」とのことでした。Fさんに電話を代わってほしいと伝えましたが「代われる状況ではないんです。けど、私もどうしていいかわからないので来てほしいんです」と言うので予定通りに訪問しました。

しかし、本人はキャンセルをしたと思っていたため、「なんで小瀬古さんを呼んだのよ。信じられない！！」と母親に罵声を浴びせました。部屋に閉じこもり、物を倒したり壊している音が聞こえてきました。Fさんから母親の携帯電話へ「早く泊まる所を手配しろ。こんな家にいたら殺される」とメッセージが送られてきました。どうしたらいいものかと思案しながらも、本人に「少し話ができないか」と声をかけました。するとドアを2cmほど開けてくれました。すすり泣く声が聞こえてきて、そのうちに嗚咽しながら自分の思いを話し始めました。

Fさん　私はこの家に殺される。死んでしまう。苦しい。親はいつも私がしてほしくないことをするの。ノートに書いているのにそのことをしてくれないの。もうこの家から出たい。本当の私はこんなんじゃないの。私がわからない。この前も友人と会ったけどコミュニケーションがうまくとれなくて。外国の人ともうまく話せなかった。オーディションも最終選考まで残ってそこで怖気づいてやめちゃったけど。こんなんじゃないの。親とだけのコミュニケーションだったら自分がどんどんダメになっていく気がする。

看護師　1人でかかえて頑張ってきたんやね。しんどかったね。

Fさん　うん。1人でするしかなかった。誰もわかってくれんかった。

看護師　精一杯、頑張ってきたんやから、もう頑張らんでいいよ。1つずつ一緒にやっていこう。

Fさん　（うなずく）

5. Fさんのパニックの理由

　ややパニックになり混乱したFさんでしたが、この訪問場面からFさんに何が起こっていたのかを読み解くことができます。

　Fさんはプロのダンサーを目指していたり、海外を旅していた「できる自分」のイメージをもっています。その一方で、現在引きこもりがちで、なりたい自分への行動に向かっていない「できない自分」を自覚しています。この「できる自分」と「できない自分」の2つのギャップを実感すればするほどしんどくなるわけです。

　もう1つ、本人の思いと母の思いにズレが生じている可能性が見えました。「ノートに書いているのにそのことをしてくれない」とFさんは言います。しかし、母に悪意があって実行していないかというと、そういうわけではありません。母親は母親なりにきちんと実行しているつもりです。しかし、Fさんの「ノートに書いていることをしてくれない」という思いは続いています。この状況から、ノートでやりとりしている事実はありますが、お互いに言いたいことが伝わっていない感があります。おそらくFさんと母親の間で何かがズレているのです。 対応技その三　対応技その四

対応技その三
思いのズレを明らかにする

　その後の訪問看護では、使っていたノートを見せてもらい、言葉の意味や内容を具体的に一致させていきました。まず取り組んだことは、今まで母親とどのようなやり取りをしてきたのかを明確にすることです。

　例えばFさんが母親に求めていた内容には、「料理をおいしく作れ」「処方薬を把握しておいて自分で飲めない時はもってこい」のように"おいしく"や"(Fさんが)飲めない時は"のように、Fさんの主観でしか把握できない内容がありました。

　母親も一生懸命応えようとしていましたが、Fさんの主観的感覚に依るところが大きい要求には応えることができず、それによりFさんの「やってもらえない」という感覚が強くなっていました。

　そこでまずは、母親も人であり、完璧さを求めてもできることとできないことがある、という限界を伝えました。Fさんもその限界については了承しましたので、次に、お母さんにやってほしいことを第三者でもわかる表現に変えて、明確

にしていきました。

　Fさんは「お母さんの話し方や態度に愛情を感じないんです。私のことを考えての発言がないんです。具体的に言っているのに。これまでも自己中心的な親に振り回されていました。期待しても裏切られるだけ。家を出たいけど金銭的な負担の心配があって出れない。でもしんどいし家を燃やしたいと思うこともあります」と自分の思いを母親の前で話しました。お母さんは「どうしたらいいかわからないことがある」と黙り込んでしまいました。

　私のほうからお母さんへ、「Fさんに対して腫れ物にさわるような感じでかかわっていないですか？」と確認すると、「そうですね」と言いました。Fさんから「そういうところが嫌なのよ。きちんと自分の思いを伝えてくれたらいいじゃない」と自分の思いを話しました。

　このダイレクトな思いのやり取りを経て、思いのズレが縮まった感じはありました。

　こうした時に支援者がやってしまいがちな対応は、「お母さんにそんな無理なことを言ってもお母さんにも限界がありますよ」と本人を正論で諭すことです。正論は大事ですが、正論だけで終わってしまうと、本人には「そうせざるを得ない状況をわかってもらえない」という感覚だけが強く残ります。ここで私たちがしなければいけないのは、思いのズレに気づき、折り合いをつけられる部分を一緒に見つけていくことです。

対応技その四
母親にやってほしいサポートを決め、具体的に書く

　ここで3人で話し合い、Fさんの欲求に対してお母さんが現実的にできるサポートについて下のように決め、記述していきました。

> **母親にやってほしいサポート**
> - 食事：朝と昼は自分で作るが、しんどい時は作ってもらいたい。夕飯は母に作ってもらいたい。
> - 睡眠：睡眠を取るサポートをしてほしい。具体的には、しんどい時は一緒に寝てほしい。睡眠リズムが崩れた時は携帯を預かってほしい（ついつい見てしまい眠れないため）。
> - 運動：毎朝のウォーキングにつき合ってほしい。
> - 薬の把握：薬は基本的には自分で服用するが、内容は把握しておいてほし

い。しんどい時には薬の準備だけは手伝ってほしい。

- 生活の中で会話のキャッチボールをしてほしい。ホウレンソウではっきり言葉にしてほしい。
- 最低限の小遣いとスキンシップがほしい。

▌母親にやってほしくないこと

- 話している時に、聞き役に徹しないでほしい。

6. 等身大の自分と向き合えるようになって

　ある日、Ｆさんが友人のパーティに参加した時のことです。騒がしい団体がいたらしく卑猥な話も飛び交っていたので疲れを感じ、翌日、寝込んでしまいました。その時のことをＦさんは、こう話しました。

　「これまでは、そういう人たちに対して感情的になっていたんだけれども、今は自分の人間関係が充実していないから、ガヤガヤ楽しそうなのがつらかった」

　Ｆさんの「感情的になっていた」というのは、本当はその団体の輪に入りたい自分がいるけれども、輪に入れない自分にイライラするという意味です。

　このような理想とかけ離れた自分と向き合ったこと、そして「だからつらかった」と言葉で表現できたことは、あるがままの自分をパニックにならずに捉えられるようになってきたからだと考えられます。先日まではそうした時、落ち込んでパニックになり、暴力をふるう、あばれるなどの対処をしていたのですから、大きな違いです。**今の自分を受け入れられるようになったので、冷静に自分自身を客観視でき、感情に振り回されなくなった**のでしょう。

　この出来事には、母親との思いのズレを埋めた経験が、じつは大きく関係していると思います。母親とのズレを埋めていく作業において、現実の「今ここ」に焦点が当たり、何が起こっているのかを整理することができました。そのプロセスにおいて、母親に無理難題を申しつけるのではなく、母親がやれる範囲で折り合いをつけ、具体的な行動を決めました。その経験からＦさんは、**理想と現実との差にパニック発作を起こすのではなく、現実と折り合いをつけるという方法を学んだ**のだと考えます。

7. リカバリーの道を歩み始めた

　1人で外出ができなかったFさんでしたが、最近は「行ける所まで行ってみよう」と、電車に乗ってデパートに行きました。等身大の自分を受け入れられるようになったFさんにとって、1人で外出することはそれほど難しいことではなくなっていました。

　この機会にFさんにWRAP（ラップ：Wellness Recovery Action Plan）を導入し、「元気で健康でいるための生活の工夫」を考えていくことにしました。その作成を一緒に行う過程で、Fさんはストレスの解消法を100個書いてみようと決め、20個まで書き上げました。そして「人間はロボットではないので完璧でいられるわけはない。妥協することも必要」と考えられるようになり、母親に完璧な対応を求めることがなくなりました。

　下に、Fさんが考えたWRAPの「元気で健康でいるための生活の工夫」の一部を記します。

▌Fさんが考えた「元気で健康でいるための生活の工夫」

- 外国人と会話をすると、「いい感じの自分」にアクセスできる。
- 自宅から距離を置くレスパイトとして、ショートステイを使う。
- 鍼治療でリラックス。
- 訪問看護は、自分の考えをうまく整理するツール。
- 母とは、言葉だけではなくノートで具体的なやりとりをする。
- 疲れを感じてからではしんどさが強くなるので、日頃からあえて休む時間を作る。

　生活の組み立てが順調に進み、この1か月後に訪問看護は卒業しました。卒業から1年以上経過していますが連絡がないことから、リカバリーの道を順調に歩んでいるのでしょう。

食事と飢餓感に思い込みとこだわりが強く、横になってばかりいる人への対応技

〈強迫性障害〉

1. 事例

　　Gさんは強迫性障害の診断を受けている40代の女性です。食事を摂っても空腹感が満たされず、食事量が増えるに従い胃に負担がかかり食べられなくなりました。

　　身長は170cm以上あるのですが体重が40kg以下になることもあり、入院となりました。入院後に検査をしましたが身体的な異常は見つからず、治療は精神科病棟で開始されました。病棟では当初、経鼻経管栄養にて栄養の確保をしていたのですが、途中で食事が摂取できるようになったため退院となりました。しかしそれもつかの間、自宅で1週間ほど過ごすと、入院前と同じように食事量が少なくなってきてしまいました。そこで訪問看護の依頼が入りました。

2. 初回面接で共有した訪問看護の目的

　　初回面接時にGさんはこのように話しました。「乳酸菌のサプリメントを飲んでから胃の調子がおかしくなり、一日中寝ている状態です。ヨーグルトしか食べられず、栄養不良で正常な判断や考えができない状態でした。テレビの音や人の声、雨音までも胃に負担がかかる感じがして異常な危機感を覚えました。あのまま乳酸菌のサプリメントを飲み続けていたら命も危なかったと思います」。

　　入院治療において状態が改善したプロセスについて問うと、「自分でもよくわからないうちに食べられるようになりました」とのことでした。

　　希望としては、「好きな本を読んだり、音楽を聞いたりと、自分のやりたいことがやれる生活に戻りたい」と話しました。

　　そこで初回面接においては、訪問看護の目的を次のように決め、共有しました。「自分のやりたいことがやれる生活をするために、身体と心の反応を確認し

ながら、生活に現れるサインと対処方法を一緒に見つけていく」。

3. だんだん見えてきた食事と生活の実情

　訪問を開始した当初は、日によって薬が飲めている時とそうでない時がありました。主剤はルボックス 25mg。うつ病、強迫性障害、社交不安障害に適応がある薬です。薬が飲めない日がある理由を問うと、Gさんは「薬は食後でないと服用してはいけない」と思い込んでおり、そのため食事が摂取できない日は内服しない場合があることがわかりました。　対応技その一

　そしてGさんは自宅でのほとんどの時間を横になって過ごしていました。その理由を聞いていくと、「動くとお腹が空き、お腹が空いたと思って食べるとムカつきが生じる」ので、「動かないでおこう」と自ら活動を控え、横になることを選択しているとのことでした。　対応技その二　対応技その三

対応技その一
薬が飲めていない理由を本人に教えてもらう

　薬を服用しない利用者に出会うと、私たちは何か薬に対して抵抗があって内服しないのだろうと思いがちですが、意外にも**薬に対する誤解から服用できていないこともある**のです。

　Gさんの場合は「薬は必ず食後に服用しなければいけない」という思い込みがあり、そのため食事が摂れない時は、朝・夕食後に処方されていた薬を服用せずにいたのでした。そこで、食事が摂れない場合でも薬を服用するように伝えました。

　もし起床の時間が日常的に遅くなっていて服用の時間がズレているならば、薬の効果持続時間を考えて（ルボックスは半減期9～14時間）、夕食後の服用時間を遅らせる必要もあります。薬のことなので主治医に確認する必要はありますが、そのあたりの相談を本人からも医師にできるようサポートすべきなのは言うまでもありません。

　次に私は、Gさんと一緒に**薬ケースを使って1週間分をセット**しました。2回目以降は自分でセットしていけることを目指して、薬剤を1日分ごとに分ける行程を自分でやってもらいました。3回目はすべて自分でセットしてもらい、それ以降は訪問看護の時間以外に自分でセットしてもらうようにしました。

　薬を自分でセットしてもらうねらいは2つありました。

1つ目は、Gさんは寝ている時間が長く、起きてから就寝するまでの時間感覚を保ちにくいはずなので、自分で薬をセットすることにより内服時間を意識できるのではと考えました。
　2つ目は、起きた時に昼なのか夕方なのかがわからない時があり、薬を服用したか否かも記憶に残りにくいことがあったので、薬ケースを使って"見える化"することにより、「服用したか否か」の混乱が生じにくいようにしたかったのです。

対応技その二
その行動は「何のため？」を、こちらの経験を踏まえながら雑談のように聞く

　横になっている時間が長い利用者がいると、精神症状のために意欲が低下しているからではないかと思いがちです。しかしGさんは、意欲低下により寝ている時間が長くなっているわけではなく、「動くとお腹が空き、お腹が空いたと思って食べるとムカつきが生じる」という思いから「動かないでおこう」と自ら活動を控え、横になることを選択していました。
　自ら活動を控えていることと意欲が低下していることは全く違いますが、支援者だけでアセスメントしていると、「寝ている＝意欲の低下」として捉えがちです。アセスメントしたものの妥当性を本人と検討することが抜け落ちると、そうなってしまうのです。
　ではアセスメントの妥当性をどのように本人と検討すればよいのでしょう。Gさんも、動かないでいる理由をいきなりこのような言葉にしたわけではないのです。
　まず、寝ている時間が長くなる理由があるはずです。そのあたりから私は聞いていきました。するとGさんは、「動くとお腹が空くんです」と話します。私は"自分ならそういう時どうするだろう？"と考え、「私ならお腹が空くとご飯を食べると思うのですが」と自分の経験に基づいて返しました。するとGさんは、「お腹が空いたと思って食べるんですが、その後にムカつきが現れるんです」と話しました。
　この会話において私が何を意識していたかというと、自分の経験も踏まえて「私ならこうしますが、Gさんは？」を問うことによって、**自分がアセスメントしたことと本人がアセスメントしていることの擦り合わせをしようとしたの　です。**ここで単に「なぜずっと寝ているの？」「動けばお腹が空くのはあたりまえですよね。なぜ食べないの？」と畳み掛けるように問いかけると、本人はあたか

も自分が悪いことをして尋問されているように感じます。ですので、自分の経験を踏まえながら、雑談のように話を進めていくのがポイントです。

ここまで話が進んでいけば、問題となる具体的な生活状態を共有することができます。方法としては、**現在の困り事と希望との関連を言葉にしてみる**ことです。Gさんと私はそれを、「動くと空腹が生じ、食べるとムカつきが生じるため、自分がやりたいことができない」と整理し、共有しました。

「動くと空腹が生じ、食べるとムカつきが生じる」が現在の困り事で、「自分のやりたいこと（＝好きな本を読んだり、音楽を聞いたり）ができない」が希望との齟齬です。ここを共有することが重要です。何のためにその行動（＝横になる時間が長い）をしているのかが理解できれば、次の段階で対応方法を一緒に検討しやすくなるからです。

> **対応技その三**
> 「常にその状態なのか？」「どんな時に強く現れるのか？」を聞く

問題となる具体的な生活状態を共有したら、次は「常にその状態が続いているのかどうか」を振り返ります。結論から言うと、**地域で生活をしている場合は、常にその状態が続いていることは少ない**です。そこで、どのような時に問題となる生活状態が強く現れたり、弱くなったりするのかを聞いていきます。

Gさんは、空腹を満たせる食べ物として「バナナや寿司は食べやすくムカつきが少ない」と話されました。また、食事と食事の間にヨーグルトなら食べられるとのことでした。入浴する時にはエネルギーを使うので、風呂場に栄養ドリンクを持ち込むという工夫もしていました。受診の帰りには外食をしており、「おいしかった」とも話しました。

このような日々の生活状態をGさん自身が言葉にすることは、「動くと空腹が生じ、食べるとムカつきが生じる」という苦痛に対して、「常にそうなのか？」と検討してもらうという意味があります。

人の常として喜びよりも苦痛のほうを大きく感じます。本当にその苦痛が常につきまとっているのかを振り返ることで、普段の生活で無意識に何気なく実行している対処方法に気づくことができるのです。

4. 不安から、家族が入院を検討し始める

訪問看護が始まり1か月ほど経過した時です。家族から「入院を考えている」

という話がありました。1か月が経過してもGさんが良くならないため、入院前のように食事が摂れない状態に戻るのではないかと不安で、との理由でした。しかしGさん本人には入院したくないという思いがあります。

対応技その四 **対応技その五**

対応技その四
家族はすぐに改善すると思いがち。
必ず見通しを伝えるようにする

　支援者の感覚では、地域支援を始めて1か月で精神症状が改善するのは到底難しいと感じますが、家族や本人の感覚では、1か月もすればある程度改善していくものだろうと考えます。ですので、そのあたりについてきちんと見通しを伝えることが必要です。

　私はこう説明しました。「乳酸菌の影響が強く現れる時とそうでない時の生活状態を、Gさんと一緒に整理していきます。そのうえで、乳酸菌の影響が強くなる時にはどのようなサインが現れているのかを見つけていきます。しかし、これは1か月でできることではありません。時間はかかりますが、変化は必ず起こってきます」。このように話していったところ、家族は自宅療養の継続に理解を示してくれて、「自分たちがどのようにかかわっていけばいいのかも知りたい」と話されました。

対応技その五
「どうにかしなければ」という思いのあまり、本人を脅さないこと

　逆に、ここでやってはいけない対応があります。家族が入院を考えていると聞くと、支援者は「どうにかしなければ」という思いが強くなり、本人に向けて、ある意味脅しのような対応をしてしまいがちです。例えば、「食事を2食以上食べないと入院になりますよ」「日中は起きていないと入院になりますよ」といった対応です。そうすると本人は自分の苦しさが理解されないという思いが強くなり、心理的にますます追い詰められることになります。

5. Gさんの調子の指標は「飢餓感」だった

　その後、Gさんは「調子はあまり変わらない」と話されていましたが、以前の

ように極端に食事量が低下することはなくなりました。この会話の際に、Gさんは自分の調子を「飢餓感の有無」で測っているということが共有できました。

しかし、飢餓感がない時にも「動くと飢餓感に襲われるかも」という恐怖心があり、食事とトイレ以外は横になっている時間が長い状態は続いていました。Gさんは「このままでは副交感神経が優位になりすぎて余計に悪くなる気がする」と話したため、その意味についても確認すると、「乳酸菌の影響で胃がおかしくなっています。その影響が今も続いています。もう治らないのではないかとも思います。ちょっと動くとお腹が空いて飢餓感が出てきますし、副交感神経が優位のままで、胃の調子は余計に悪くなるのではと思います」と話しました。

対応技その六

対応技その六
曝露反応妨害法的な行動実験を行う

乳酸菌の影響が入院前から現在まで続いているという話は、現実に即した話ではないことは皆さんも理解できると思います。しかし、ここでは乳酸菌の影響は、本人にとっては疑いようもない事実です。ですので、乳酸菌の影響や飢餓感をどうにかしようとするのではなく、**乳酸菌の影響による飢餓感をかかえながら、どのように生活を組み立てていけるのか**を考えていきます。

ここでGさんと考えたことは、**交感神経を優位にするために、たとえ1分程度でも動く**ということ。それを訪問看護で一緒に行い、「飢餓感に襲われるかもしれない」という恐怖心の変化を調べ、共有していくことでした。つまり、曝露反応妨害法的な行動実験を行うということです。

6. 行動実験として外出してみた結果

訪問看護での行動実験は玄関先で深呼吸をすることから始めました。もちろん、外に出られない日もありましたが、翌週には5分ほど散歩に行けるようになりました。動くことにより飢餓感が強くなるのではという不安はありましたが、実際に飢餓感が強くなることはありませんでした。5分から10分、10分から15分、ついには20分以上、支援者と外出できるようになりました。時間が延びても飢餓感を感じることはなく、「外に出ると少し気分転換になりますね」と話されました。 対応技その七

ある日、散歩をしている時に「こんなに髪の毛が伸びっぱなしで染めなかった

ことは初めてです」と話されました。元気な時は1か月に1回は美容院に行ったり、定期的に服を買いに行ったりしておしゃれを楽しんでいたといいます。以前の髪型や気に入っていた髪の色などを話題にし、いい感じの自分に意識を向けていきました。するとGさんは2か月後には自ら美容院に行き、髪を染めてきたのです。

対応技その七
症状とつき合いつつ生活を組み立てるサポートをする

支援者は問題が見えてくると、どうしてもその問題を軽減しようとしがちです。しかしGさんの場合は飢餓感という問題をクローズアップしても、本人は過去に摂取していた乳酸菌サプリメントの影響と思い込んでいるため、アプローチが非常に難しいです。これでは支援者も行き詰まりを感じ、膠着状態が続いてしまいます。

ここで発想の転換が必要になります。飢餓感を軽減する方法を探すのではなく、**飢餓感による恐怖がありながらも、どのように生活を組み立てていくかという「行動」に注目する**のです。つまり、症状とつき合いながら生活を組み立てるサポートをするということです。

訪問看護で短時間の外出を繰り返すことによって、飢餓感への恐怖がありながらも外出できたという経験が積み重ねられました。外出後は恐怖の変化はもちろんですが、外出して感じたことを聞き、言葉にしてもらうことにより、「外出すると気持ちがいいんだ」という本来の感覚にアクセスできました。

美容院も、かつて行けていた自分を思い出し、今の自分なら可能かもという思いになったから行けたのでしょう。訪問看護で一緒に外出することを積み重ねた経験が、飢餓感への恐怖に捉われることなく、1人でも行ってみようという気持ちにさせたのだと思います。

7. もともと備わっている思いや感覚に気づけるようエンパワメントする

今回のかかわりは、本人にもともと備わっている思いや感覚に本人自身が気づき、行動に移したというニュアンスに近いと考えます。訪問看護では、本人が自分の力に気づき、その力を発揮する、言わばエンパワメントのような支援が多いです。

Gさんは「動けるようになったのは訪問看護が定期的に来てくれて、少し起き

にくくても何時に起きなければという思いがあったから。寝ていると副交感神経の関係で胃に血液が行く感じになりますしね」と、自分の状態が改善したプロセスについて話しました。

　このように、自分の状態が改善した理由を自分なりの言葉で説明できるようにもなりました。現在は週に1〜2回は1人で外出し、ウィンドウショッピングや外食を楽しんでいます。Gさんが初回面接で語ってくれた、本来の希望する生活に近づいていることがうかがえます。

横綱 8 要求をエスカレートさせていく人への対応技

〈双極性障害〉

1. 症状なのか感情なのか

　　対人援助職の経験が長い人ほど、利用者さんから激しい怒りや攻撃性を示されて、その対応に疲れ切る経験をしていると思います。妄想や幻聴から表出された攻撃性であれば明らかな精神症状なので、「ケアとしてどう組み立てていこうか」と前向きに考えられますが、ちょっとした言葉尻を捉えて「俺のことをバカにしているんだろう」「俺を見くびって軽くあしらっているんだろう」といった攻撃を受けると、支援する側も疲弊します。

　　初回面接時に支援者に対してスーパー家政婦のような過剰な援助を要求してくる人も多くなってきています。「しんどい私をどうにか支援するのが支援者の役割ですよね？」「支援者は私たちの代わりに動くのが当然ですよね？」。そんな要求のされ方をしたら、あなたならどのように支援を展開しますか。

　　こうしたケースの難しさは、要求が精神症状によるものなのか、個人の特殊な感情からくるものなのかを見極めにくく、目標が見えにくくなる点にあります。本来なら本人自身が引き受けなければいけない感情や行動であっても、あたかも支援者がその責任を引き受けなければいけないかのように思わされるようになります。

2. 限界設定を機能させるには技が必要

　　こうした時は「限界設定を用いた枠組みを作りなさい」とよく指導されると思います。「できること」と「できないこと」をはっきり伝え、支援の限界を伝えていくことにより、本人が引き受けなければいけない課題と支援者の課題を分離していきましょう、と。

　　しかし、単にそれらを伝えただけで限界設定が機能するほど甘くはありませ

ん。伝えることでさらに攻撃性や周囲を振り回す行動が強くなることもあります。限界設定は想像以上に難しく、かくいう私も最近になってようやく支援のコツをつかみました。

というわけで今回は、地域における支援において、限界設定をうまく機能させるために「できること」「できないこと」の示し方についてお伝えします。

3. 事例

Hさんは40代の男性で双極性障害の診断を受けていました。

生活保護を受けながら一人暮らしをしていました。近隣の病院や保護課の担当者とたびたびトラブルを起こし、自宅近くの病院は出入り禁止になっていました。保護課に来ては怒鳴り散らすということが続き、関係機関は対応に苦慮していました。そんな状況で地域の相談支援事業所から私たちの訪問看護へ依頼が入りました。

4. 初回面接時

初回面接時にHさんは「訪問看護は何をしてくれるんや」と高圧的に聞き、「保護課と俺との間をとりもつんか」「病院には車で連れてってくれるんか」「風呂には入れてくれるんか」などと強い口調で質問しました。

それに対して私は、「精神科の訪問看護の説明に来ました。いくつかお聞きしながら説明をさせていただきます。まず病名は主治医に何と聞いていますか」と尋ねました。 対応技その一

Hさんは「双極性感情障害で感情の障害や」と話されたので、「双極性感情障害というと躁とうつの感情の波があると思うのですが、Hさん自身は、躁の時はどのような状態だと感じていますか」と本人が症状として捉えていることを聞きました。Hさんは「躁状態はハイになり怒りっぽくなる。特に保護課の人間と話をするとエスカレートして自分でも何を言っているのかがわからなくなる。3か月に1回はうつが来て動けなくなる」と話しました。

ここで私は精神科の訪問看護の役割を次のように説明しました。「訪問看護では、症状があったとしても、その症状とつき合いながらの生活を組み立てていくことを目的にしています。そのためにはどうしたらいいのかを一緒に考えて、Hさんが行動に移すのをお手伝いするのが訪問看護の役割です。ですので、私たち

が保護課との間をとりもったり、車で病院への送迎をしたり、風呂に入れたりはしません」。 対応技その二

その説明をしたうえで、以下の看護計画を提案し、了承を得ました。
① 躁とうつの波が生活にどのように影響するのかを共有し、その対処を見つけましょう。
② 保護課と話をする時にエスカレートしていく感情にいったんストップをかけ、イライラがありながらも保護課とつき合っていく方法を一緒に考えましょう。 対応技その三

対応技その一
症状として捉えていることを本人に言葉にしてもらう

「訪問看護の説明に来ました。そのためには、あなたのことを聞く必要があります」と伝え、訪問看護の枠組みと目的を共有するための導入を行いました。

本人から語ってもらう病名や症状は、医師が診断したものであってもいいですし、本人なりに捉えている病状であってもかまいません。正確である必要はありません。ここで重要なのは、本人が自分の症状として捉えていることを「今の言葉」として共有することです。

Hさんの場合でいえば、「今の言葉」は「双極性感情障害」という単語と、「躁状態はハイになり怒りっぽくなる。特に保護課の人間と話をするとエスカレートして自分でも何を言っているのかがわからなくなる。3か月に1回はうつがきて動けなくなる」の部分です。ここを**専門用語**（気分の高揚や易怒性、興奮、攻撃性など）**に言い換えたり、要約したりせず、本人が発したそのままの言葉で共有します。**

もちろん、この時のやりとりは**フェイスシート**（基本データをまとめるための情報収集用紙）**に書き留め、後で本人にも渡しておく**ようにします。そうすることにより、いずれ調子が悪くなった場合でも、本人の言葉を言い換えずに共有できるので意味が通じやすくなります。

対応技その二
訪問看護の役割を、あらかじめ準備した方法で伝える

Hさんのように、訪問看護に対して入浴介助や通院の付き添いなどの介護支援を要求する人は意外に多いです。しかしHさんは入浴や移動に関しては自立しています。

ここで絶対にやってはいけないのは、本人の強い押しに負けて要求を受け入れ

てしまうことです。自立しているところにサポートを入れるというのは不必要なことですし、本来は利用者の自立を目指した支援であるはずが、その逆の動きをしてしまうことになります。そのような要求をいったん受け入れてしまうと、エスカレートしていくことが少なくなく、エスカレートしてから限界を伝えたとしても、既成事実のもと強烈なクレームをつけてきます。そうすると事態は収拾がつかなくなり、どんどん不必要な支援を入れざるを得なくなり、訪問に行くスタッフは「何のための訪問看護なのか」がわからなくなり疲弊していきます。

　そうならないためにも、本人の強い要求に負けず、訪問看護の役割を伝える必要があります。教科書的な言い方では伝わりませんので、きちんとわかるような説明方法をあらかじめ準備しておく必要はあります。**伝える内容も、前もって所属する事業所で合意を得ておく**ようにしましょう。そうすれば、どのスタッフに聞いても同じ内容の答えが返ってくるので、ブレることなく利用者に伝わります。ちなみに当ステーションでは、どの利用者に対しても、精神科訪問看護の目的は「症状とつき合いながら生活を組み立てるお手伝いをすること」と伝えています。

対応技その三
「生活への支障」に焦点を当てて看護計画を立てる

　ここまでで、本人が症状として捉えていることと、訪問看護の目的が共有できました。後は訪問看護の目的に沿って、看護計画を立てる段階となります。この時のポイントは、病状そのものに焦点を当てるのではなく、病状が現れた時の"生活への支障"に焦点を当てることです。そして"生活への支障"に対して訪問看護で何を一緒にしていくのか（初期看護計画）を決めていき、共有します。

　そこが共有できれば、過剰な要求が出た場合でも、「それはできる」「これはできない」という押し問答にならずに、訪問看護の目的と看護計画に立ち戻って返答がしやすくなります。

5. 再び、「何をしてくれるんや」と詰め寄ってくる

　訪問看護が始まりました。Hさんが「訪問看護は何をしてくれるんや」と聞いてくるたびに、私は「躁とうつの波が生活にどう影響するのかを共有して、症状とつき合いながらの生活を組み立てるお手伝いです」と一貫して伝えました。
　それでもHさんは「具体的に何をしてくれるんや」と聞いてくるので「ここ数

日での躁の時はどうでしたか？ うつの時はどうでしたか？」と、Hさん自身が症状として捉えていることを質問しました。すると気分に関しては「保護課と話をすることが引き金となって躁状態になり、その後にうつが来て動けなくなる」と、波があることを話します。 対応技その四

対応技その四
躁とうつの波による生活への支障を本人と共有する

利用者に「何をしてくれるんや」と詰め寄られると、支援者側は「すぐに結果として形に現れることに手をつけなければ」「なんとかしてあげなければ」という気持ちになりがちです。しかし、こんな時も焦らず、**訪問看護の目的と看護計画に立ち戻ります**。

看護計画は「躁とうつの波が生活にどのように影響するのかを共有し、その対処を見つける」でした。ですからここで訪問看護がすべきなのは、本人が今、どのような生活をしているのか、何に優先的にエネルギーを使っているのかを確認し、それによる生活への支障を本人と共有することです。

双極性障害の人は、躁の時は気分の高揚や万能感から次々と買い物をしたり、高額なローンを組んだりすることがあるので、生活を聞くことで、その行動が精神症状に影響されているものかどうかをアセスメントしていきます。

6. 予定を組ませてくれない

Hさんには週3回の訪問看護が入る予定でしたが、Hさんは「1週間の予定なんかわかるわけがない」と言って予定を組ませてくれません。

他の利用者はある程度固定した日時で訪問看護の予定を組み立てるため、必然的に空いている時間にしかHさんの訪問看護を入れることができません。そのように説明した時には「予約が優先になるのはわかっている」と穏やかに言っていました。しかし、自分の都合と訪問看護の時間の調整がうまくいかないことが続くと、「なんで訪問看護に俺が時間を合わさなければいけないんや」「他の者を優先して俺は雑に扱われている」と怒鳴り散らすことがたびたび見られるようになりました。通常なら予約が優先になるのは当然ですが、Hさんは自分の感情と事実を混同しているため、そんなことは頭に入りません。

ここで私は「本当なら要求通りの時間に訪問をしたいけれど、1週間以上前から予約をしてくれている他の人を、さすがにズラしてもらうわけにはいかないん

です。ホテルやレストランでも予約が優先されるのは社会通念であり、私もステーションに所属している限り社会通念に従う義務があります。決してHさんを軽視しているわけではありませんので、もし予定がわかっているのであれば教えていただいてよろしいでしょうか」と話をしました。その結果、渋々ではありましたが曜日と時間を前もって決めることができるようになりました。

対応技その五

対応技その五
相手が納得しやすい大義名分を持ち出す

　Hさんは訪問時間に関するクレームを言っているわけですが、懸命にこちらが時間調整をしたとしても本人の都合と合わないことは必ず出てくるので、クレームがなくなることはありません。通常のステーション運営をしていれば、本人が先の予定を教えてくれない状態で毎度毎度、都合のいい時間に合わせることなど不可能だとわかると思います。

　しかし、こういったクレームを言われ続けた時に、逆に支援者の間で起こりがちな現象は、訪問時間を本人の要求通りにしなければと思い、懸命に時間調整をしてしまうことです。なぜそうなってしまうのでしょうか。

　最初の頃はHさんも「予約が優先なのは仕方ない」と言っています。しかし、そのような状況が続くと、「いつも自分ばかり時間を合わせさせられている。他の者よりも下に扱われている」と口にするようになります。そしてHさんが渋々受け入れる状況が続くと、不思議なことに、最終的に支援者側に「自分たちが、きちんとHさんのために調整できていないのではないか」という、まるでこちらに不備があるかのような感覚が芽生え始めるのです。

　読者の中には本当にそんな感覚になるの？　と不思議に思う人もいるかもしれませんが、私は自分のステーションのスタッフが何人もそのように言うのを実際に聞いてきました。**毎回無理難題を出され、それに応えられないことに対して自分たちが不出来であると捉えてしまうような心理に陥らないためにも、無理な要求が出され続ける状況から脱する必要があります。**

　私がこの場面で行ったのは、社会通念から、相手が納得しやすい大義名分を持ち出すということでした。Hさんには「予約」というキーワードを出して、ホテルやレストランを例に上記のように話をしたら、一応の納得はしてくれました。

　でも、もしそれでも相手が「それはそっちの事情だろ。なんとかしろや」と納得しなかった場合はどうすればよいでしょう。そのような時は、相手が社会通念

から外れた無理難題を言ってきているわけですから、こちらも極端な論理に替えていきます。例えば「緊急性が高く1分1秒を争う状態であれば予約よりもHさんの訪問は優先されます。だけど今回の要求はとても通るような内容ではないですよね。もし、この先1週間のうち訪問看護を受けられる日を教えていただければ、私もなんとか頑張って調整します」と精一杯こちらも歩み寄り、調整のためにいかに手をかけるかということを伝えます。

ここで気づく人もいると思いますが、1週間の予定を教えてもらうのは、当初こちらがお願いしていたことです。私がしたことは、相手が納得する大義名分を持ち出し折り合いがつけられる余地を見つけること（1か月の予定ではなく1週間という部分的な譲歩）と、**幾分かの重要人物として扱っているという雰囲気（いかに手をかけているか）を醸し出すこと**です。

わけのわからない要求には本人の強い自己愛が存在していることが多く、自分は特別扱いされて当たり前という考えが潜んでいることがあります。そのため「重要人物として扱っていますよ」という姿勢や雰囲気を醸し出しつつ、着地点を見つけるという方法が有効です。

7. 保護課と対立。運転をやめない

Hさんと保護課とのトラブルの1つに通院手段がありました。Hさんは、トラブルが続き、近くの病院では受け入れてもらえないため、隣町まで通院していました。乗り物酔いがひどいとの理由で友人の車を借りて自分で運転していましたが、保護課からは医師の意見書を基に、公共交通機関での通院を勧告されていました。しかし、Hさんは「俺は優良運転者で事故を起こしたことはない」と言い張り、車での通院を続けていました。そのことを訪問看護時にも話し、「どうにかならんか」と言います。 対応技その六

対応技その六
折り合いがつけられそうな落とし所の見通しをつける

通院に車を運転することに関して、保護課から医師の意見書を基に「公共機関を利用して通院するように」という勧告がありました。法的根拠をインターネットで一緒に調べたところ、それに従わない場合は、最悪は生活保護が打ち切りになる可能性があると載っていました。しかし、Hさんは「乗り物酔いがあるので自分の運転でないと行けない」と言って、車での通院を続けると言います。

後日、訪問看護から保護課に、情報共有という形でHさんの車での通院に関する見解を聞いたところ、「医師の意見書がある限り、それに則って本人へ勧告するしかない。しかし、保護の打ち切りをすると生活ができなくなる可能性は高いため、できればそうしたくはない。話し合いをしたい」とのことでした。

Hさんにそのように伝えると「保護課の人間と話し合っても感情がエスカレートするだけや」と言います。「私の訪問看護の時に保護課の人にも一緒に来てもらって、話してもらい、もしそれでHさんの感情がエスカレートしたら、保護課の人にすぐに帰ってもらうのはどうですか？」と聞くと「考えとくわ」と言いました。

結局、話し合いの場は設けられませんでしたが、半年ほど経過してからHさんから保護課に「通院は車では行かないようにするわ」と連絡が入りました。

Hさん自身、保護課に「乗り物酔いする」「優良運転者だから大丈夫」と言い切った手前、勧告をされたからといってすぐに引くことは、自分が屈服したかのようで、引くに引けなくなっていたのではないかと思います。

そのようなHさんに対して、法的な根拠から勧告をのまない場合のデメリットを一緒に調べることや、保護課の見解を聞いて、落とし所がどこにあるのかという見通しをつけることは、自身で折り合いをつけるポイントを見つける支援になったと考えます。

8. 威圧的な人には、 「ありのままの自分でいいんだ」と思える経験を増やす

ここで、威圧的に主張を押し通そうとする人にかかわる時の基本姿勢を紹介します。

先ほど述べたように、すぐに威圧的な態度を示す人は、自分は特別扱いされて当たり前という考えが根底にあります。その考え自体に焦点を当てて修正するのは難しいです。

それよりも、「特別扱いを求めなくてもありのままの自分でいいんだ」と思える経験を増やす方向が望ましいと考えます。そのための方策として、訪問看護では次のような姿勢で臨みました。 対応技その七 対応技その八 対応技その九

対応技その七

雑談を通じて「本来の穏やかなHさん」を共有する

どのような人であっても常に怒っているわけではありません。必ず穏やかに話をしている時間があります。そこで意図的にそのような時間を作っていきます。有効なのは雑談です。

Hさんの場合であれば、よくワイドショーを見ていたので、最近のワイドショーで騒がれている芸能ネタの雑談から始めました。知っているネタや興味のある話は誰でも饒舌になります。訪問の回数を重ねるにつれて、昔は羽振りが良くヤンチャをしていたことや、つき合っていた彼女の話など、自分のことを話すようになりました。このような雑談の場を活かし、共有を重ね、「Hさんって、本来は穏やかなんですね」と言葉にして伝えました。Hさんは「そうや。俺の躁状態をエスカレートさせているのは保護課の人間。エスカレートすると本当に、自分でも何を言っているのかわからなくなる」と話します。

そこで「保護課とやりとりをしていてエスカレートしてきた時に、本来の穏やかなHさんへ戻るために何がやれそうですか」と聞きました。Hさんは「話をするとカッカしてきて」と言うので、「その時にいつもはどうしているんですか」と確認すると、そのまま一方的に怒鳴り散らして終わる時もあれば、話をしていても解決しないと思うと電話を切ることがあると言います。電話を切る時は、比較的短時間で話が終了していました。

Hさんに「それって感情にいったんストップをかけられているということではないですか？　電話を切るという行動を対処として使いませんか」と話をしました。「まあ……今までやっていたことやけど」と言いながらも、**感情がエスカレートしてきた時は、電話を切るという行動を意図的に選択する**ようになりました。

そのようなやり取りをするうちに、当初から言われていた「訪問看護は何をしてくれるんや」という発言はなくなっていきました。

対応技その八

折り合いをつける経験のためのお膳立てをする

社会ではすべてが自分の思い通りに行くことはありません。人はさまざまなことと折り合いをつけて生きています。しかし何度も言うように、Hさんのようなタイプは特別扱いへの願望が強く、人よりも優位に立ちたい欲求が人一倍強いのです。

ここで考えてほしいのですが、人よりも優位に立ちたいという願望の裏を返せば、優位に立てない自分が認められないということです。つまり優位に立ち続ける自分でなければ、自分の存在価値すら失いかねないと思い込んでいるのです。

だからこそ、人と折り合いをつける経験が必要なのです。人と折り合いをつけるというのは、相手の意見を多少なりとも受け入れるということ。通常なら簡単に受け入れられることでも、Hさんのようなタイプは受け入れられないため、回りくどくは感じますが、**支援者のお膳立てが必要**で、これが事実上のサポートになっていきます。

具体的に言えば、先ほど述べた訪問看護の時間に関することと、保護課との通院手段に関する2点になります。1人ではできなかったその2つについて、サポートを得て折り合いをつけることができました。これらの経験が、Hさんが社会で生きていくうえでの生きづらさを減らしていくであろうことは想像できるでしょう。

対応技その九
追求や論破はしない。
激しい感情とつき合えている自覚を促す

要求の強い方への対応のコツをもう1つお伝えします。相手は自分勝手なことばかり主張してくるので、ついついこちらも相手の不当性を突いたり、論破しようという気になりがちです。しかしそのようなことをしても、本人は納得するどころか言葉尻をつかまえて、しばしば訴えはさらにエスカレートする結果となります。

怒りっぽい人であっても威圧的になる人でも、「本来の私」で共有したキーワードを用いると、威圧的な勢いは幾分か減速します。Hさんの場合であれば、先ほど紹介した「本来は穏やかなHさん」です。この「穏やかなHさん」でいられる時間を、雑談を通じて増やしていきました。その結果何が起こるかというと、「なんだかんだ言っても、訪問看護を受けている時間は楽な感情になっているな」とHさん自身が感じるようになります。訪問看護での雑談を通じて「穏やかなHさん」の時間が増えれば増えるほど、怒りの感情を抱く時間が減るわけですから、このように感じるのは当然のことです。

激しい怒りを抱いていたとしても、訪問看護では「本来の自分（穏やかなHさん）」に目を向け、それを言葉にして伝え、自覚できるようにします。そうすることにより、激しい感情とつき合えているという感覚をもてるようになります。

今回のような、激しい要求を繰り返す人への対応は、後回しにしないことが肝心です。今回紹介した対応技を組み合わせることで、一歩先を見据えた展開ができるようになるはずです。

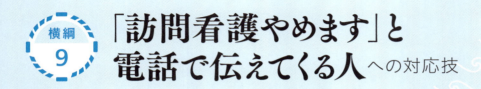

〈適応障害〉

1. 突然の拒否

　皆さんも、利用者から拒否を受けた経験が少なからずあると思います。私も、「バカにされた」「押し付けられたような感じだった」「きちんと対応してくれなかった」などを理由に、「訪問看護やめます」と電話がかかってきた経験があります。

　通常は、訪問した支援者と対話してもらうことで言葉の掛け違いや誤解は解消していきます。しかし、自分には非がなく、相手側の言動だけに問題があると考えている利用者の場合は対話の余地がなく、支援者との関係を一方的に遮断しようとしてきます。今回は、このような時の対応技を紹介します。

2. 事例

　Iさんは40代の一人暮らしの女性で、適応障害の診断を受けている人です。過去には広汎性発達障害の診断も受けていました。

　本人が症状として捉えているのは、自分でもよくわからないうちに死にたい思いが強くなるというものでした。ある時包丁を持ち出した自分に対して「本当に自殺行動を起こしてしまうかも」と怖くなり、自ら警察に電話をしました。警察から受診を勧められ任意入院しましたが、1週間も経たないうちに「家のほうがいい。退院したい」と言い、主治医と相談のうえ退院が決まりました。情動の不安定さが現れる可能性があるとのことで、当ステーションに訪問看護の依頼がありました。　対応技その一

対応技その一
「入院が耐えられなかった」という現実を共有しておく

　Iさんのように、1週間や10日の超短期入院をした方は、本人が退院を希望したにもかかわらず、またすぐに入院を希望する傾向があります。

　自分で入院を希望したのに短期間で自ら退院を希望するということは、入院環境においてどうしても耐えられないと感じていることがあったはずです。それをIさんに聞くと、「集団が苦手で人に合わせられない」とのことでした。しかしIさんは集団療法を受けていたわけでもなく、誰かと親密にかかわっていたわけでもなく、耐えられなかったのは食堂で他の人と一緒に決まった時間にご飯を食べることでした。またもう1つ、寝る時間が決まっていることが「人に合わせられない」というところに当てはまるようでした。Iさんは「自分のペースでないとすごくしんどくなるんです。なので、家での生活を望みます。もう二度と入院はしたくありません」と話されました。

　このような超短期入院をする方の場合、入院環境においてどうしても耐えられないと感じたことを共有しておくようにします。すると、次の時に「入院しようかな」と安易には考えないようになります。

3. 早く寝すぎて夜中に目が覚める

　退院してからは、日が沈み暗くなると理由もなく恐怖心が現れていました。人との交流は少なかったため、暗くなると早く眠りたいという思いがあり、17時頃には睡眠薬を服用し休んでいました。すると就寝が早いせいで夜中に目が覚めることがあり、当然ながら外は暗いので恐怖心は強くなり、警察に電話で相談をするということになります。Iさんも「警察に電話してもどうにもならないし、自分の思いとは違う方向に走ってるやん、って思う」と話されました。

対応技その二

対応技その二
恐怖心をやり過ごし、どのように生活するかを一緒に考える

　就寝が夕方であれば、夜中に目が覚めることは当然想定できます。外の暗がりが怖いため恐怖心が現れるということでしたが、**恐怖心に焦点を絞っても問題は解決しません**。なぜなら外の暗がりはコントロールすることができないからです。

　ですので、恐怖心がありながらどのように生活するのかという工夫を一緒に考

えるようにします。以下が、Ｉさんと一緒に考えた夜の恐怖心に対するやり過ごし方です。

> **Ｉさんと考えた恐怖心に対するやり過ごし方**
> - 安易に警察に電話をしないように、電話の電源を切る。
> - 好きな音楽を聴く。
> - ノートに自分の思いを記入し、訪問看護の際に話をする。
> - ブレスレットを作り時間をやり過ごす。

4. 突然「訪問看護やめます」の留守電が入る

　夜の恐怖心に圧倒されることも少なくなってきたため、所長の私ではなく他のスタッフへの移行を考え、引継ぎもかねてスタッフ２人で訪問しました。その時のＩさんはいつもと変わらず笑顔も見られたので、円滑に移行できるかもと思っていたのですが、その日の夜、事務所の留守番電話にＩさんからメッセージが入っていました。

　留守録には「○○さん（同行した看護師）は、私がまじめに言っているのに私を見て笑ってた。ここは笑うところではないと思った。もう来ないでほしい。訪問やめます」という声が残されていました。

　対応技その三 ｜ 対応技その四 ｜ 対応技その五

対応技その三
「嫌だと感じたらすぐに関係を切る」の誤学習をさせない

　「訪問看護やめます」「○○さんと話をするのがしんどいので、○○さんは来ないでください」といった電話に、皆さんはどのような対応をしていますか。

　訪問看護の必要性を電話で説明する方もいれば、そのままいったん休止という形を取る方もいるかと思います。いずれも間違いではないのですが、この時に私たちがやらなければいけない対応としては、**必ず本人と会って対話する**ということです。その理由を説明します。

　電話だけで休止や終了を受け付けると、「支援者に対して嫌な感情を抱いたら電話して終了すればいいんだ」ということを利用者は学びます。電話での終了は会って話をするよりも容易に実行できますから、嫌な感情になった時に反射的に

電話をして「終了します」と支援を切ってしまいます。終了後に次の支援を受けたとしても、自分の気に入らないことがあれば同じように0か100かの極端な思考から支援を切ることになりがちです。自ら支援を短期的に打ち切ることを続けていれば、**社会資源には限界があるのでいずれは必要な支援が受けられなくなり、最終的には本人が困る状況となります。**

では本人と会って対話することと、電話で話すことは何が違うのでしょう。

Iさんは「訪問やめます」と表面的には話されていますが、文字通り受け取っていいのかということです。結論から言うと、この状況で終了するのは早まった判断です。

ここで支援者が行うべきことは、「予定していた次の訪問の時に、終了したい思いについて詳細を確認したいので、会っていただけますか」と、きちんと話を聞きたい旨を伝えることです。もちろん、私と会うことに抵抗があるのは理解できます。会って話をすると、相手の何が嫌だったのかを詳細に伝える必要があるからです。

そしてそのプロセスは、**相手の問題について語っているようですが、結果的に自分の課題について語ることになります。**本人も感覚的にではありますがそのことに気づいているからこそ、会うことを拒み、電話だけで終了したいと思っているのです。

対応技その四
感情転移が生じている可能性に気づく

なぜ相手の問題について語ることが自分の課題について語ることにつながるのでしょう。Iさんは「集団が苦手で人に合わせられない」という入院時の経験から、自分のペースを保ちながら生活を組み立てていくために訪問看護を導入していました。開始してからは、訪問看護師が夜の過ごし方を一緒に考え、Iさんは安定していきました。そのプロセスにおいて支援者への警戒心は解かれ、受け入れられるようになりました。しかし、新しく出会う支援者に対しては初期と同じように0か100かで判断してしまいます。

私はここでIさんに、**過去の人間関係を現在の支援者との関係に投影している**、つまり感情転移が生じていると推測しました。当然ですが、過去にかかわった人と、現在目の前でかかわっている人は別人です。しかし、過去の人との関係を現在に投影すると、過去の人との関係性で起こった感情（不信や敵意、嫌悪など）がよみがえります。それが「私のことをバカにしている」「恩着せがましく命令し

てくる」といった認知につながります。その認知が現実の支援者の言動を邪推する要因となります。

　精神疾患を患った人の多くは過去に傷つき体験があり、似た場面があると過去の体験と同じように考えてしまう人が多いです。こんな時はどうすればよいでしょうか。まずはこのような感情転移が起こっているのかもしれないと支援者が気づくことです。

　当事者に対して悪意をもってかかわっている支援者はいません。支援者が良かれと思って行ったことが、何らかの思いのズレにより拒否にまで発展することがあるのです。

対応技その五
その時「あなたはどう行動したのか」を聞く

　感情転移ではないかと気づいたら、具体的にどうすればよいでしょう。Ｉさんと今回行うべきことは、過去に学習した、嫌なことがあると自分から人との関係を遮断してしまうという対人関係パターンからの脱却であり、このことが訪問看護の目的になります。

　そのためには相手の表情や理解を確認しながら話を進めていく必要があるため、「訪問看護やめます」に対しては電話ではなく、会って対話する必要があるのです。

　Ｉさんは私に「○○さん（同行した看護師）は私がまじめに言っているのに笑ってた。ここは笑うところではないと思った」と話しました。**この主観的な事実は受け入れます**。もちろん訪問看護師にとっては緊張の緩和のための笑いだったとしても、本人がそう感じたというのは事実として動かしがたいので、否定しても意味がありません。これを否定すること自体が、傷つき体験を増やすことにつながります。

　次に何をするかというと、Ｉさんが感じたことに対して「その時Ｉさんはどのように行動したのか」を聞きます。Ｉさんは心の中ではモヤっとしながらその場では何も言わず、訪問看護師が帰ってから留守番電話へメッセージを残しているので、その場で相手に思いを伝えられなかったわけです。なぜ言えなかったのでしょうか。

　それをＩさんに聞くと、「その場で言ったら相手が傷つくと思って。こんなこと言ってもいいのかなって思いました。言った後に小瀬古さんに怒られないかなとも思いました」と話されました。

ここまで話が進展すれば、Ｉさんの課題が見えてきます。支援者の対応へのクレームという形を取っていますが、**本質は、その場で自分の感情をうまく言葉にできないというＩさんの課題**にあります。また、「相手が傷つくかも」と思いその場で言えなかったということからは、Ｉさんは人との関係性を大切に考えているということもわかります。

　Ｉさんに「私に伝えたように○○さん（看護師）へ伝えてみたら」と言うと「伝えられません」と言います。「私には伝えられましたよ」と事実を返しても「今はできないです」と話し、支援者との思いのズレを修正することに踏み出せません。

　そのような場合は「訪問看護をやめたい思いがありながら勇気を出して私に会い、思いを言葉にした」という「**今ここで**」起こっていることを共有します。そうすることで、"人を遮断し、その後に苦しむ"経験ではなく、"人を受け入れた"経験として今回の出来事を認識することができます。つまり、これまでの対人パターンから脱却するための経験として蓄積されます。

　Ｉさんは拒否したいと言った看護師との対話は拒み続けましたが、訪問看護を続ける意思は示しました。

5. 人を遮断する対人関係から脱却するには

　Ｉさんには関係を遮断したいと感じても遮断できない人が何人かいました。それはマンションの大家さんや行政の担当者でした。Ｉさんがどれだけ「嫌だ」と感じても、必要に迫られれば連絡を取らなければいけません。そのたびに憂鬱な気持ちになっていました。

　ここで「対応技その五」で紹介した「**今ここで**」を活用するのです。本質的には看護師の拒否と同じパターンということはお気づきでしょうか。

　Ｉさんが言うには「大家さんは言い方がキツくて命令口調で、イライラするし、疲れるんです。本当は会いたくないんです」と話していました。

　ここで、先ほど確認した訪問看護の目的、「嫌なことがあると自分から人との関係を遮断してしまうという、過去に学習した対人関係パターンからの脱却」に立ち返ると、Ｉさんをエンパワメントしていくアセスメントが見えてきます。Ｉさんは「少しでも嫌と感じた人とはつき合いたくない」という気持ちが強いですが、会いたくなくても大家さんとはつき合っているわけです。そこから考えると、何らかの工夫がそこにありそうです。

　私がＩさんに「自分の生活基盤を整えるために、会いたくない人にも連絡して

いるんですね」と伝えると、「そうなんです」と同意されました。「具体的にどのようなやり取りをしたか教えていただいてもいいですか」と尋ねると、「大家さんに用件だけを伝えて10分くらいで帰ってもらいます。部屋が汚いとかなんとかゴチャゴチャ言われますが、電話が頻繁に鳴っていたので"大家さんも忙しいんじゃないんですか？　時間大丈夫ですか？"って言ってね」と話されました。ここにIさんが実行している「嫌だと感じた人とつき合う工夫」があります。

　そこで、その"大家さんバージョン"を次のように書き出し、Iさんと一緒に確認しました。

▌嫌だと感じる人とつき合う工夫"大家さんバージョン"

- 用件だけを伝えて短時間で終わらせる。
- 大家さんは常に忙しそうなので「時間は大丈夫ですか」と伝える。

　人は無意識にやっていることは工夫として認識できません。Iさんが行っているこうした工夫を**言葉にして確認する**ことで、「私は嫌だと感じている人でも遮断するのではなく、工夫してつき合うことができている」という自覚が生まれます。

---

6. 過去の対人関係に縛られない道を歩み始めた

　このようなやり取りを続けて、Iさんと訪問看護とのおつき合いは年単位になっています。

　ある日、Iさんが事務所に電話をかけてきた際に、以前拒否をした看護師が対応したのですが、電話は何事もなく終了しました。

　次の訪問の時にIさんは「○○さんと電話で話をしたけど、意外と普通にしゃべれました。今なら会っても大丈夫かな」と話されました。この発言を受けると、「過去の対人関係に縛られず、今、ここでの関係を大切にする」という本来のIさんが見えてきたと思います。

家庭で孤軍奮闘し、怒りと死にたい思いを抱いている人への対応技

〈双極性障害〉

　今回は、本人がリカバリーに向けて試行錯誤を繰り返し、その試行錯誤が周りを振り回す行動に見えたケースです。本人のエネルギーが高い今回のケースのような場合、たいていスタッフはその強い押しに圧倒されてしまうか、あるいは状況確認のみで終わってしまい、調子が悪化した時に何もできなかったりすることが多いかと思います。

1．事例

　Jさん、30代、女性、双極性障害（混合状態）。

　夫と2歳になる子ども、姑の4人で暮らしています。子どもが2歳になる直前に母としての自信をなくし、夫のネクタイで首を吊ろうとしたところを実母が発見しました。実母が保健所へ相談に行くと、精神科の受診を勧められました。

　受診の際、自殺企図の切迫性が高いと判断され医療保護入院になりました。入院治療が始まり、双極性障害という診断がつくと、Jさんは「病気なら回復できるはず」と考え双極性障害に関する書籍を何冊か購入し、症状や薬の使い方などを自分で勉強するようになりました。退院するにあたり、気分の波がコントロールできないと自殺企図の切迫性が強まる可能性があることから、訪問看護へ依頼が入りました。

2．家族への要求と怒り

　Jさんは自分の病気を理解しようと努力をしてきましたが、家族が自分と同じレベルで理解できない場合に「私の病気を理解しようとしてくれない」と怒りが生じることがありました。もちろん、家族も本を読んだり、Jさんへの接し方を考えたりはしていました。しかし、Jさんの思うような対応でなかった場合は、

103

「お前らが病気を理解しないがために、私のうつがひどくなっている」と家族への攻撃性が増していました。 対応技その一 対応技その二

　家事に関しても「私はここまでやっているのに、家族は適当な家事をしている」と立腹することがありました。姑や夫が自分たちも家事を精一杯やっていることを伝えると、「適当な家事をするお前らに任せることはできない。私は落ち度のないように完璧に家事をこなす」と言い、家事をすべて1人で担うことがありました。しかし、怒りに任せた行動であるため、疲れが蓄積して寝込むようになります。育児に関しては「完璧な母でありたい」「育児書に書いてあるような理想的な育児を目指す」という思いがあり、子どもの生活リズムや子どもの反応が理想から少しでも外れると、「母親失格だ」と感じることがありました。家事や育児に関してそのような状態になると、「死にたい」と言葉にするようになり、時にはリストカットをすることもありました。 対応技その三

対応技その一
家族と本人の思いをすり合わせ、言葉にする

　このような場面で支援者がやりがちな間違った対応は、Jさんがかかえる家族への不満を1時間でも2時間でも傾聴して終了するという支援です。もちろん、感情を外在化し客観視するという点では一定の効果があると考えます。しかし家族支援を行ううえで、本人の思いだけに焦点を当てたとしても、その負の感情は解消されることはありません。なぜなら、毎日のように家族とは顔を合わせるので、負の感情がすぐに呼び起こされるからです。ですので「家族に病気のことを理解してほしい」というJさんの思いに理解を示すだけでは問題の解決には至りません。

　また、不満を聞くだけの支援を続けると、「訪問看護師と話をした時は気持ちが楽になるけど、その後何も変わらない」と思われ、訪問看護の効果が限定的であると感じられてしまいます。そのままでいくと2～3か月した頃に、「訪問看護をやめたい」という申し出がなされる可能性もあります。

　支援者がやりがちな間違った対応がもう1つあります。それは家族に対して、「もっと病気を理解してください」とお願いしたり、押し付けるような進め方をしてしまうことです。もちろん、家族に対して行う心理教育が有効なこともありますが、家族なりに努力して病気を理解しようと行動している事実があります。その努力に理解を示さないと、家族がどんどんと疲弊していってしまいます。

　ではどうすればよいでしょう。

今回のように家族も含めた支援を行う時に、ぜひ実践していただきたい技があります。それは「家族の思いと本人の思いをすり合わせ、双方が感じたことを言葉にする時間を作る」ことです。この時は、本人だけ、あるいは家族だけの話を聞くのではなく、**支援者も含めてみんなで対話するというスタイルを取る**ようにします。

　方法ですが、まずは「家族の思い、感じていること」を聞きます。次に「それを聞いて本人はどう感じたか？」を聞きます。最後に「本人・家族ともに感じたこと」を双方向で話してもらいます。これを家族と本人と交互にやると、どこに思いのズレが生じているのかが明らかになります。支援者は、その思いのズレを整理していく役割を担います。やりとりの内容に関しては、**お互い一番気になっていること、優先的に対話したほうがよいことを選定してもらう**ようにします。

　Jさんの場合であれば、「家族に病気のことを理解してほしい」という思いがありました。それに対して姑や夫は「病気の本を読んでいるが、具体的な対応に困ることもあり、実際にどこが怒りのスイッチなのかがわからないことがある」と話されました。支援者はJさんに、「病気のことを理解してもらえていないと感じる家族の言動は何か」を尋ねました。するとJさんは「うつで、しんどくて寝ている時に、"まだ寝ているの？"とか、"お母さんまだ寝ているね"とか言われるとつらい」「頼みごとをした時に、すぐに"無理"と言われると大切にされていないと感じて、すごくイライラする」と話されました。夫や姑は「うつが強くなってしんどい時は、うつが来ていることを教えてほしい」と話されました。このような具体的な内容のやりとりを繰り返し行い、最後にお互い感じたことを伝えてもらいました。

　ちなみに、このJさんと家族とのやりとりにおいて、思いのズレを埋めたポイントとしては、**Jさんに「病気のことを理解してもらえていないと感じる家族の言動は何か」を聞いた点**です。この問いが、本人と家族が対応できる範囲を具体的な行動レベルで明らかにしたと思います。

対応技その二
話が止まらない人には、エネルギーの分配について伝える

　Jさんのように不満を延々と話す人の場合、無理に話を切ろうとすると「きちんと話を聞いてくれないのなら来なくていいです」と支援の拒否につながることがあり、話を切り上げるタイミングが難しいという相談をよくされます。訪問看護は1人あたりの支援の時間が決まっているので、長時間は支援することがで

きないと前もって伝えていたとしても、「死にたい気持ちが残っているのに」と言われ、切り上げるにも切り上げられない時があります。

　このような場面では、1日に使えるエネルギーの分配について考えることを促すとよいでしょう。人は1日24時間の中で使えるエネルギーは限られています。支援者と1時間以上対話することにエネルギーを使うと、支援者が帰った後の生活に向けるエネルギーが残っておらず、生活に支障をきたす可能性が高くなります。人と1時間以上話をするということは、かなりのエネルギーを要します。ですので、通常の訪問支援の終了時間が来たら、「エネルギーをここで使いすぎると、必ず後で疲れが現れるので、続きは次回の〇日に話をしましょう」と伝え、帰ります。本人が不安定な状態であれば、**1回の時間を長くするのではなく、回数を増やす**ようにします。そのほうがエネルギーを分散していけるので、確実に活動と休息のバランスが取りやすくなります。

対応技その三
「課題の分離」を伝える

　Jさんは「私はここまでやっているのに家族は何もやらない」「完璧な育児をしたいが昨日は子どもがご飯の時にぐずった。私の育児が悪いから子どもがご飯の時にぐずるんだ」といったことから気分の波が現れます。この気分の波から、他者の反応が自分の思い通りではない時にイライラするという感情の傾向が読み取れます。

　「私はこうやっているのだから家族もこうあるべきだ」という思いが強くなっている状態ですが、他者（家族）を、自分の思い通りに動かすというのは不可能です。育児に関しても同じです。子どもに愛情をもってかかわっていたとしても、ご飯を食べないこともあるし、夜もなかなか寝ない時はあります。また、育児書にあるようなアプローチをしたとしても、日によってはうまくいかないこともあります。

　ここでJさんと共有したのは課題の分離です。良かれと思って行動したことに対して、相手がどう反応するかは相手の課題です。**相手の課題に踏み込むと、対人関係において（それがたとえ子どもであっても）つらさやしんどさが現れ、気分の波は大きくなる**ということを伝えました。逆に、相手の課題に踏み込むならば、対人関係におけるしんどさは強くなるということは覚悟しておく必要があります。

　また、育児をするうえでの前提として伝えたのは、**「子育てにおいては思い通りにならないことは多々ある」**ということです。そんなことは当たり前だと思う

かもしれませんが、子どもをかかえる当事者の中にはそこに気づかずにいる人も意外と多いのです。

---

3. 課題を分離してもすぐに結果は出ない

　Jさんは課題の分離を意識して人とかかわるようにはなったのですが、1週間も経たないうちに「課題の分離が難しい」と悲鳴をあげていました。そこで、頭ではわかっていても、すぐ課題を分離していけるわけではないこと、課題の分離をすることは対人関係のしんどさから抜け出せるスタートラインに立つことであり、結果はすぐに現れないことを伝えました。

　課題を分離するということは、自分の課題を明確にすることでもあり、それと向き合う必要性も出てきます。**他者をコントロールしようとすることを手放さなければいけません**。ですので、頭ではわかっていても行動に移していけるまでには時間がかかるのです。

　訪問看護では、毎回「これは誰の課題なのか？」を一緒に考え、Jさんに紙に書いてもらい共有するようにしました。その一例を紹介します。

　Jさんが姑と喧嘩をした翌日のことです。Jさんが朝の挨拶をしても向こうは挨拶を返してこないということがありました。その時は「なんで挨拶しているのに無視するんやろう」「もう二度と口聞かへんぞ」など、怒りの感情が強く現れていたと言います。ここでJさんと一緒に考えたのは、挨拶をして無視をすると誰が困るのかということです。「喧嘩したことに対して朝の挨拶を無視したという後ろめたさをもちながら、家での時間を過ごすということを考えたら、困るのは姑かも」と表現しました。一方で「Jさんの課題は？」の問いに「私はきちんとコミュニケーションを取りたいから挨拶をした。姑がそれに対して無視をするということは、姑自身の課題なんだ。だから私は怒りを感じる必要もないし、自分の課題にだけ向き合えばいいんだ」と解釈し、相手の反応をコントロールしようとしないという課題が表出されました。数日後、姑のほうから「この間はごめんね。私も言いすぎたわ」と話しかけてくるようになったそうです。

　このようなやりとりを繰り返すことにより、怒りが表面に現れる頻度が減少し、リストカットをすることがなくなりました。

4. リストカットはなくなったが、「死にたい」思いは強くなる

　　リストカットはなくなったのですが、1か月に1回は「死にたい」という思いが強くなり、自殺する道具をインターネットで購入していることがありました。そのような時はJさんが夫に対して「今日は仕事を休んでほしい」とお願いします。夫も最初のうちは休んでいたのですが、何度か続くうちに「今日は休めない」と仕事に出かけることがありました。その時に「妻が死ぬかもしれないという時に仕事のほうが重要ってこと？　もし私が本当に死んだら休めるでしょ？　けど、その時にはもう手遅れなんだぞ」と夫を責めるようになりました。

対応技その四

対応技その四
クライシスプランを作る

　Jさんの言っていることは極端に聞こえますが、Jさん自身は本当に生きるか死ぬかという思いなので、「仕事どころじゃないでしょ？」という思いになります。しかし夫の立場からすれば、再三、仕事を休むわけにはいかないという事情があります。

　ここでよく誤解されるのは、「Jさんは寂しさから、夫をつなぎ止めるために脅しのような形で"死にたい"と言っているのではないか。本当は死ぬ気はないのではないか」という点です。

　ここで私は、なぜ夫を困らせるような行動になっているのかを考えてみました。すると「そもそもの理由」として考えられるのは、Jさんは「死にたい」という気持ちが強くなり切迫性が強くなった時に、夫にそばにいてもらうという対処しか思いつかなかったのではないかという点です。その根拠として、夫がそばにいることによる効果についてJさんに聞くと、「そばにいてもらうことにより、自殺行動を起こした時に止めてもらえるという安心感があります」と言ったからです。つまり、夫を困らせているように見える行動は、本人なりの試行錯誤の結果であり、自殺行動を止めるための唯一の対処として機能していたのです。言い換えれば、Jさんは、**夫にそばにいてもらう以外に自分を助けるための対処のイメージが浮かばないだけ**なのです。ここに支援が必要になります。

　そこで、夫がそばにいなくても対処していけるイメージが浮かぶように、「死にたい気持ち」が現れた時のクライシスプランを一緒に考えました。

　まずはこの時点ではどのようなサインが現れるのかが明らかになっていなかっ

たので「普段の自分はどんな自分？」ということを次のように紙に書いてもらいました。

▌普段の私

- たくさん笑う。
- 冗談を言う。
- 前向きな話をする。
- 朝、しっかり起きて動ける。
- 責任感がある。

次に「死にたい気持ち」が現れた時に、どんな行動を取っているかを書いてもらいました。それらにより、普段の生活からどのように外れていくと調子悪化のサインが現れてくるのかが見えてきます。

▌「死にたい気持ち」が現れた時の行動＝調子悪化のサイン

- 「死にたい」と言い出す。
- 人に八つ当たりをし出す。
- 朝、起きられない。
- 物忘れが増える。
- 夫に「仕事を休んで」とお願いすることが増える。

こうした調子悪化のサインが現れた時をクライシスとして、「ただちに実行する行動」を決めました。なにせ自殺行動に結び付く「死にたい気持ち」が現れた時ですので、頭で考えるよりもただちに行動に移すことが必要です。

▌クライシス状態になったらただちに行う行動

- 1日、育児を休ませてもらう。
- 掃除、片付けをする。
- 親友だったら自分に何と言うかを強く想像する。
- 自分を傷つけるものはすべて隠してもらう。
- 1人で休める時間を作る。

この作業をするなかで私が印象的だったのは、Ａさん自身が、「夫に仕事を休

んでほしいと言う時は、調子悪化のサインだ」と自分で捉えることができたこと
です。

5. クライシスプランが機能しなければ、それに対して手を打っていく

　Jさんはこの後に、一度だけ「死にたい」気持ちが強くなったことがありまし
た。クライシスプランをただちに実行しようとしましたが、「どれもやれない」と
思い、機能しませんでした。

　やれると思って計画した対処行動ですが、実際のクライシス状態ではやれない
と気づくこともあります。そうした場合は、クライシスプランを見直したり、危
機的な状態に陥る2〜3歩手前のサインに気づき、対処していけるようにプラ
ンを立てていく必要があります。Jさんは現在も訪問看護を受け続け、訪問看護
師と一緒に試行錯誤を繰り返しています。

精神的ストレスからくる腰痛で、生活が成り立たない人への対応技

〈うつ病〉

1. 訪問支援での代理行為について意識する

「代理行為」とは何でしょう。

病院内であれば、患者さんが隔離されている、身体拘束下にある、あるいは開放処遇が制限されている場合に、病棟から外へ出て生活用品や飲食物等を購入することが不可能となるため、看護師が代行して買ってくるという行為があります。あるいは紛失やトラブルの可能性が高いとみなされると患者さんに金銭の所持が認められず、看護師が所持を代行する、あるいは金銭管理をするという行為があります。

では皆さんに質問します。「訪問看護（介護）」での代理行為については、どのようなイメージをおもちですか？

じつは地域生活に携わる支援者で、代理行為についてきちんと意識しながら支援を組み立てている人は意外と少ないようです。しかし自覚のないまま代理行為を投入してしまうと、支援者が良かれと思ってやっていることが、利用者の力を低下させ、本来備わっていた社会生活技能の低下を招いてしまうことがあります。

ではどのように支援すればよいのでしょう。今回は、やってしまいがちな代理行為の例を挙げつつ解説していきます。

2. 事例

Kさん、50代、女性、うつ病。

20代で結婚し2児を出産後、子育てが楽しく子どもの顔を見ているだけで幸せを感じていました。子どもが独り立ちした40代の頃に夫との関係が悪くなり、離婚して1人で暮らすようになりました。その頃から腰痛が強くなり、ついには起きられなくなりました。姉に助けを求め整形外科を受診しましたが、身

体的な異常はなく、精神科を勧められました。精神科のクリニックを受診したところ、うつ病と診断され、治療が開始されました。しかしその数日後に腰の痛みから全く起きられなくなり、救急搬送にて精神科へ入院となりました。

退院時に、一人暮らしの自宅へ帰ると再び生活が不安定になる可能性が高いという理由で、訪問看護の導入となりました。

---

3. 初回面接での会話と、質問の意図

下に初回面接でのKさんとのやり取りを記します。＊のついた太文字は、こちらが何を意図して質問したかを示しています。

看護師 　入院した経過は覚えていますか？（＊**入院時をどう捉えているのかを確認しようとしている**）

Kさん 　腰痛で立てなくて電話をして救急車で入院しました。

看護師 　腰痛で立てなくなって救急車で入院したんですね。腰痛だったけれども精神科に入院になったことに関しては、どう感じていますか？（＊**身体症状で救急車を呼んだが精神科の入院治療を受けたという経過を、本人自身がどのように捉えているのかをアセスメントしている**）

Kさん 　私の腰痛は精神的ストレスから来ているみたい。

看護師 　精神的ストレスがある時に腰の痛みが強くなるんですね？（＊**腰痛と精神症状とが関連があることを確認しようとしている**）

Kさん 　そうやね。胸がモヤモヤした時に叫びたくなるのよ。

看護師 　それはどんな時に起こりやすい？（＊**引き金をアセスメントしようとしている**）

Kさん 　考え事をしたり、悩みがある時かな。

看護師 　考えごとや悩みがある時。そんな時は、腰痛は長く続きますか？（＊**持続時間をアセスメントしようとしている**）

Kさん 　長い時と短い時がありますね。

看護師 　痛みについて、10が最大だとしたら今はどの程度？（＊**痛みを数値化して共有しやすくしている**）

Kさん 　7かな。

看護師 　今もけっこう痛みがあるんですね。起き上がれなかった時の痛みは？（＊**今との比較をしている**）

Kさん 　9〜10になると起き上がれないね。トイレはなんとか行けるけど、食

事や入浴はできなかった。10日ほど食事も食べられなくてね。

看護師　それは徐々に動けなくなりますか？　それとも一気に動けなくなりますか？（＊悪化の段階をアセスメントしようとしている）

Kさん　一気に動けなくなることが多いかな。

　このような初回面接を経て、訪問看護が開始されました。しかし1か月ほどで腰痛が強くなりKさんは動けなくなりました。なんとかコンビニへ行ける日もありましたが、日によっては動けず、何も食べられない日もありました。また、腰痛が強いため早く寝たいという思いがあり、睡眠薬を1日に2日分服用していました。そうすると、2週間ごとの通院でしたので必ず1週間分の睡眠薬が足りなくなります。徐々に入浴もできなくなり、髪の毛の汚れも目立ち始めました。

4. やってしまいがちな代理行為

　このような状況があった時、目の前の問題をすぐに解決しようと思って訪問看護師がやってしまいがちな代理行為を挙げていきます。

買い物の代行

　その一は買い物に行けない状態の時に、訪問看護師が「買い物に代わりに行ってあげるわ」と言って代行をすることです。この支援自体は、本人との合意があるのなら訪問看護でやっても問題はありませんが、この代行が、本当に本人の自立に向かう手立てになっているのかということは考える必要があります。

看護師が主治医へ連絡をし、代わりに薬を取りに行く

　過剰服用などで薬が足りなくなった場合に、訪問看護師が主治医へ連絡して本人の状態を伝えたうえで薬の処方を依頼していることがあります。医師によっては代理受診で処方してくれることがありますし、なかには薬を取りに行くところまで訪問看護師が担っていることもあります。"薬がなければ本人の状態が悪化するから"という心配から、代理で薬を取りにいくという行為につながっているのだと思いますが、この行為も、本当に本人が薬と正しくつき合うことにつながっているかどうかを見つめ直す必要があります。

入浴介助

　Kさんは入浴ができない日が徐々に多くなっています。そのような時に看護

ケアとして入浴介助を行うことがあるかもしれません。しかしここでよく考えてほしいのは、腰痛が強くなり動けなくなったのは、身体症状ではなく、精神症状に起因しているということです。「入浴できないからすぐに入浴介助」という発想ではなく、精神症状とセルフケアをアセスメントしたうえで支援を組み立てる必要があります。

5.「自立」に向かう支援を組み立てるためにやるべき支援とは

　Kさんの場合、買い物の代行や、代理受診、入浴介助が本人の自立につながらないと書きました。でも、「今現在、本人ができないのであれば、それを支援するのが看護では？」と考える読者もいるかと思います。この点をどう考えればよいのでしょう。

　分かれ目となるポイントとしては、「**その支援が、本人の自立に向かうためのものとして組み立てられているかどうか**」です。

　その支援をした先に、本人の自立に向けた取り組みが共有されているのであれば、一時的な措置として代理行為をすることはアリでしょう。しかし、目の前の困難に対して代理行為で対処し、生活を成り立たせるためだけの支援をするのであれば、利用者の力を低下させ、本来備わっていた社会生活技能の低下を招いていると言えます。

🌀 解決すべき課題を1つずつ本人と検討し、共有すること

　ではKさんがもっている力を発揮していくためには、どのような支援ができるでしょうか。具体的に解説します。

　まずは解決すべき課題をKさんと共有していきます。

　一例として「買い物に行けない」という課題を考えてみましょう。これをセルフケアの側面から具体的にアセスメントするのです。

　例えば「遠くのスーパーまでは難しいが、近くのコンビニまでなら行けるのか」「1人では難しくても誰かと一緒なら行けるのか」「痛みがやわらぐ時間であればなんとか動けるのか」「自力で難しければ宅配弁当や出前などを注文できるのか」など。

　Kさんと対話をすれば、何が買い物の障壁になっているのかを細かく分析することができますので、障壁を乗り越える方法を一緒に検討できる余地が生まれます。**現実的に起こっている出来事の乗り越え方を検討していくプロセス自体**

が、自立に向けた支援になっているのです。

🌀 状態悪化の段階に応じて「やること」を決めていく

　過剰服用していき薬が足りなくなった場合は、薬が足りない期間はどのように過ごすのかを一緒に考えます。もちろん、薬が足りないので状態が悪化する可能性はあります。そのことを本人へ伝えつつ、万が一、危機的な状況になったとしても、段階に応じて「やること」を決めておきます。

　このように説明しますと、訪問看護をしている方からこんな質問を受けることがあります。「危機的な状況の時にやることを決めたくても、本人が危機的になるまでの段階を覚えていないため、共有することができません」と。

　Kさんの場合もそうでした。入院した経緯について聞いても、「気がついたら腰痛で立てなくなり救急車を呼びました。それまでのことは覚えていません」と言います。

　こんな時、支援者側は「そうですか」と言って、すぐに引いてあきらめてしまいがちですが、ここはもう一歩言葉を重ねておく必要があります。

　具体的には、「ではもし、次に状態が悪化した時は、状態が悪化するプロセスを共有したいので、あんなことがあった、こんなことがあった、ということを自分で観察しておいてください。それを覚えておくことにより、状態が悪くなりきる前のサインを見つける手がかりになるからです」と伝えます。

🌀 自ら主治医へ連絡を入れることをサポートする

　本人が「どうしても薬がないと困る」と表出したら、まずは自分で主治医へ伝えてもらうことが必要です。その際に「訪問看護を受けているのだから訪問看護師が主治医と連絡を取ってほしい」と言う人もいますが、そこは本人から連絡してもらいます。

　「主治医にどのように連絡したらいいかわからない」と話す人もいます。その時には訪問看護時に一緒に電話をします。手順としては、本人と具体的な内容を決めておき、電話でどのように伝えるかを決め、それを紙に書くなどしてから電話します。

　その段階までいったとしても、「やっぱり看護師さんからかけてほしい」と言われる人も多いです。その時には「○○さんが電話をかけて、もし混乱するようなら私が代わりますから、一度、かけてください」と、まずは本人の能動的な行動を促します。私のこれまでの経験上、本人が電話をかけたけれど混乱して訪問看

護師に電話を交代した、という例はありません。準備をしているということもあり、皆さん、私なんかよりもずっと丁寧に自分の思いを伝えられます。

このようにする意図としては、**本人に主治医や治療、薬とのつき合い方を学んでほしいということ、そしてそのプロセスを訪問看護師と共有したい**ということがあります。

例えば、このような電話を訪問看護師が代行したり、薬が足りなくなるからといって薬を預かったりすると、本人を自立から遠ざけることになります。

🌀 自ら制度を利用できるように、一緒に調べる

精神科訪問看護で入浴介助をしているステーションは多くないと思います。しかしKさんのように「動けない」と訴える利用者の場合、「入浴できない」ことを問題として捉えてしまうと、つい入浴介助をしがちです。しかし、ここで考える必要があるのは訪問看護で入浴介助をする根拠です。

Kさんの腰痛は本人も自覚しているように、精神症状が身体症状として現れている可能性が高い状態です。訪問看護で入浴介助をしたとしても、いつまでそれをやり続けたらいいのかという見通しが立ちません。つまり、目の前の問題を解消するだけの入浴介助が続くこととなり、本来アプローチをしなければいけない「腰痛に影響している精神症状」が、生活のどのようなきっかけで悪くなるのかを一緒に見つけていく、という作業ができません。

この時に、一時的にでも入浴介助が必要な場合は、訪問介護の利用を考える必要があります。Kさんに対しても訪問介護を利用することを勧めました。しかし、Kさんは障害福祉サービスを受けたことがないため障害程度区分の判定を受けることが必要でした。そこでKさんと一緒に、この制度について確認し（ここでも、こちらから全面的に制度を教えるというよりも一緒に調べるという形を取ります）、Kさん自らが市役所の障害担当の部署へ連絡をしました。その後、区分3の判定通知が来ましたので、相談支援事業所の紹介を受け、ホームヘルパーを利用することになりました。

---

6. ヘルプとサポートの違い

皆さんはヘルプとサポートの違いについて説明できますか。この考え方を知っておくと、訪問看護でどこにアプローチすべきか、それをやっていいのか悪いのかという点が確認しやすくなります。

中国に「ある人に魚を1匹与えれば、その人は1日食べられる。魚のとり方を教えれば、その人は一生食べられる」ということわざがあります。「魚を1匹与えること」がヘルプで、「魚のとり方を教えること」がサポートであると私は考えています。

その場で魚を与えれば、その日1日はなんとかなるけれども、翌日に魚を与えてくれる人がいなければ食べることができなくなります。Kさんのケースでも、買い物を代行したり、薬を取りに行ったりといったヘルプをしたとしても、数日後には同じ状態が生じてくるでしょう。ですから**自立に向かう見通しがない段階こそ、慎重に支援を組み立てる必要があります。**

ヘルプのほうがこちらとしても支援がわかりやすく、本人も支援をやってもらえた感覚がすぐに得られるので感謝してくれます。しかし、それが本当に本人の自立に向かうための支援につながっているのかという点は、立ち止まりながら考えていく必要があるのです。

7. 腰痛に影響しているものが見つかった

Kさんは常に強い腰痛が続いているわけではありません。腰痛が弱まる日と、動けなくなるほどに強まる日があります。それはどのようなことが影響しているのか。生活の変化を捉えながら、その引き金となっていることを明らかにしていきます。

このような生活の変化を捉える時につまずきやすい点があります。それは生活の変化を本人から聴取しようとしても「変わりはありません」という返答しかなく、どのように生活の変化を捉えていけばいいのかわからなくなってしまうという点です。

しかしそれは、本人が変化を変化として気づいていなかったり、言葉にすることに慣れていなかったりするだけかもしれません。ですので、本当に変わりがないのかをもう一歩深く考え、別の手段を試みる必要があります。

Kさんの場合は、本人が主観的に感じている腰痛の強さを数値で表現してもらい、生活との関連を確認していくようにしました。腰痛の程度としては「10が動けない状態」「7が退院前のなんとか動けていた状態」「5が動けて胸のモヤモヤがない時」でした。この本人の主観的感覚と生活をつなげて確認していきます。毎回の訪問の中で腰痛の数値を確認し、その時にどのような生活をしているのかを共有します。そうすると、今の生活状態を具体的に言葉にしていきますの

で、「変わりはありません」という返答にはならなくなります。

　この「本人の主観的感覚（Kさんの場合であれば腰痛の程度）」と「今、どのような生活をしているのか（現在のセルフケア）」をつなげていけば、訪問回数を重ねるごとにデータは積み重なってきます。1か月ほど経過した頃に、月末の振り返りとして蓄積したデータを一緒に整理する作業をすれば、そこにどのような変化があるのかが見えてきます。

　すると次のことがわかってきました。Kさんにはサインバルタが処方されていたのですが、サインバルタが3日以上服用されていないと寝たきり状態になり、トイレが間に合わなくなるということがわかってきました。サインバルタを服用すると、動けない状態までには至らず、2～3日に1回は近くのコンビニに行けるようになります。

　しかし、Kさん自身は「この薬は飲んでいても効いている気がしないから飲み忘れてしまいます」と話します。ですので、トイレに間に合わない状態に至った時点で、薬をすぐに確認させてもらいました。サインバルタを飲むのが3日以上空いていることが確認できた場合は、「サインバルタが3日以上服用されていない時の生活」を振り返り、Kさんと薬の必要性を共有しました。

　さらにこの時点でKさんと話し合い、薬の飲み忘れを防ぎ、生活面を整える目的で、訪問看護が毎日入れるよう特別指示書を主治医に依頼しました。それにより毎日私たちが訪問し、その日のサインバルタの服用を一緒に確認するようにしました。今でも時々薬の飲み忘れはあるものの、以前ほどではなくなり、起き上がれない状態になることは少なくなりました。

8. カンファレンスは必ず本人同席で

　その後、Kさんが利用している相談支援事業所の担当相談員から、ヘルパー利用に関して相談が入りました。ヘルパー事業所が言っていることと本人が言っていることに食い違いがあるので、支援者だけで集まってカンファレンスを開きたいというのです。

　結論から申し上げると、即断りました。本人と支援者の間に食い違いがあるのであれば、なおのことカンファレンスに本人を含めなければなりません。支援者の心理としては、本人を含めると言いたいことが言えなくなったり、本人が現実に直面化して傷つくのではないかといった心配が先行していることが多いです。その気持ちはよくわかりますが、それは支援者側の課題であり、支援者が、日頃

の本人とのかかわりのなかで、本人へ伝える言葉やタイミングを考える必要があります。本人不在のカンファレンスでは、本人の意思が反映されにくくなりますし、事実確認と想像の中での話しかできず、生産的ではありません。相談支援事業所の担当相談員へそのことを伝えたところ、Kさんの自宅でカンファレンスを開くことを了承してくれました。

　訪問看護における代理行為について解説しました。日頃からこのような考え方をもっておけば、横綱級ケースを担当した際にも、自分たちがどこに焦点を絞ってケアをしなければいけないのかがわかりやすくなると思います。

　もしわからなくなったら、**「それは訪問看護でしか実践できない支援なのか」**を考えてください。そしてそれを考えるためには、**自分の中で「精神科訪問看護をきちんと言葉にする力」**が必要になります。

　現在のKさんは動けないほどではないにしても腰痛があり、洗髪が難しいため、週1回ほど移動支援を利用して美容室でシャンプーをしてもらっています。以前は移動支援を利用していても、なんとか近場のコンビニへは行けるがそれが限界という状態でしたので、週1回美容院に行けるようになったのは、私としては少しずつ前進していることだと感じています。

Ⅲ 章

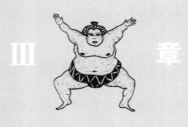

精神科訪問看護
必須の型

① 新規面接

　当事者の希望やその人らしさ、支援の目的が明らかになるような新規面接にするためにはいくつかの技があります。これまでのケースで出てきた技もありますが、復習だと思って読んでください。

技1 「訪問看護の説明に来た」ことを明確に伝える

　初回面接では最初に"何のために私はここに来たのか"を明確にします。必ず「訪問看護の説明に来た」ということを伝えましょう。

　と言うと、ここでいきなり疑問が浮かぶ人もいるかもしれません。本人の拒否が強い場合に、「訪問看護とは言わずに入ってほしい」「本人へではなく家族の支援という理由で入ってほしい」という依頼もあるので、それでも訪問看護だと伝えるべきなのか、という疑問です。

　「精神科訪問看護である」ことを言わずに入る支援のあり方を否定するわけではありませんが、この点を伝えずに支援がうまく展開できた、という話を私はこれまで聞いたことがありません。それはヘルパー支援や保健師の訪問に関しても同じです。では実際に拒否があった場合はどのように導入すればよいのか、その技を次に解説します。

技2 なぜ面接を受けようと思ったのかを尋ねる

　「訪問看護の説明に来た」と伝えると、「私は訪問看護を本当は受けたくない」と拒否を示されることがあります。その時は「訪問看護を受けたくないにもかかわらず、なぜ面接を受けようと思ったのか」と尋ねてください。本人が拒否していたとしても、**目の前に本人が座って話を聞いているという事実**があります。その事実を共有します。

　心の底から受けたくないと思っている人は部屋から出てこなかったり、外出したりしますので、面接を受けることはありません。目の前に本人が座っていると

いうことは、何らかの動機付けがあったからと考えます。ですので「なぜ今日、訪問看護の話を聞いてみようと思ったのですか？」と聞くと、その動機について話してくれます。

技3 周りの人がなぜ訪問看護を勧めたのかを考えてもらう

この時にもし、「主治医（家族、相談員など）から勧められた」「訪問看護を受けないと入院だと言われた」など、周りの人に勧められて話を聞かざるを得なかったという理由が語られた場合は、もう一歩踏み込む必要があります。

なぜなら、このまま「そうですか」と話を終えてしまうと「医療者や周りの人が勧めたから仕方なしに受けた」という意味づけがされてしまうからです。そうしないために、「なぜ周りの人たちは勧めていると思いますか？」「周りの人が勧めた結果、あなたが面接を受けようと思った理由は何でしょうか？」と尋ねてください。

すると本人は、周りの勧めてくれた人たちとの関係性や、なぜ自分はここで看護師と会っているのかを考え始めます。勧めた人たちとの関係性に思いを巡らし、その思いを言葉にすることによって本人の主体性が立ち上がってきます。

技4 「病名」「症状として捉えていること」「治療」を聞く

本人が捉えている「病名」を聞くのは非常に重要です。なぜなら、本人が自分の病気をどのように捉えているのかを共有する入口になるからです。病名が主治医から告知されていない方もいますが、「自分で調べてみたら、こういう病気だと思います」と話す人もいます。

次に、その病気によって起こっていると思われる「症状」について本人自身がどのように捉えているのかを確認します。これに関しても一般的に現れる症状にとらわれず、本人自身が「これは症状だな」と感じるところを言ってもらえばよいのです。

ここで1つ注意しなければいけないのは、**本人が語った症状を「幻聴」「妄想」「躁状態」などと勝手に言い換えてはいけない**という点です。本人の言葉をそのまま使い、共有します。そうしなければ、本人が本来伝えたい内容からどんどんとズレていく可能性があるからです。「耳元で囁いてくるのは悪魔なのに幻聴と言われてしまった。実際に存在する悪魔なのに……」と本人が感じれば、課題の

共有が難しくなります。こちらの頭の中で「悪魔の囁き＝幻聴」とアセスメントしておくのはかまいませんが、本人と共有する時には「悪魔の囁き」というキーワードを使うようにします。

次に聞くべきは、「症状を改善するためにどのような治療がなされているのか」「その治療に関してどのように感じているのか」という治療に関する捉え方です。この質問により、本人の考えに沿って対話を重ねることができるので、本人自身が治療に参画しやすくなります。

技5 「症状として捉えていること」と「生活の困り事」を分けて聞く

「症状として捉えていること」について共有しようとする際に、つい「生活の中で困っていることは何ですか？」と言いそうになるのですが、そこは分けて聞く必要があります。まずはダイレクトに「症状として捉えていることを教えてください」と言って確認します。

その理由は、例えば幻聴が生活に影響して困っているようにこちらからは見えても、本人にとっては「症状として捉えていること」と「生活の中で困っていること」は結び付いていない可能性のほうが高いからです。

技6 入院までのプロセスを聞く

入院を繰り返す人は、同じような状態悪化のプロセスを経て入院しているパターンが多いです。そこで、本人が入院までのプロセスをどのように捉えているのかを聞きます。

本人が捉えているプロセスは、事実であったりなかったりするでしょう。ここで重要なのは、事実をきちんと捉えているか否かというよりも、入院までのプロセスを本人がどのように捉えているかということです。

明確に覚えている人もいれば、その時の記憶が抜け落ちている人もいます。また、その当時のことを思い出したくないという理由から「聞かないでほしい」と言う人もいます。「覚えてない」と本人が言った場合は、「覚えてない」とこちらも捉えればよいですし、話したくないと意思表示された場合は、このタイミングで無理に話さなくてもよいとします（ここで目的にしているのは直面化ではないからです）。

次に、「**生活の中で普段はやれるけれども、調子が良くない時はやれなくなる**

ことはどのようなことでしたか？」と聞いて、入院前の生活面を確認します。入院の経験がない人には、しんどくなった時の状況を聞きます。答えが思いつかない人には、「自分で症状として捉えていること」が現れると生活にどんな支障が出るかを、こちらが下のように、「例えば」と例を挙げながら質問します。

▌生活への支障を聞く聞き方

統合失調症のケース

「誰かが何か悪口を言ってくる感じがして、怖くて近くのコンビニにも行けなくなったことはないですか？」

「声が強くてお風呂のことも忘れちゃって、気がついたら1週間お風呂に入っていないということはなかったですか？」

うつ病のケース

「気持ちが落ち込んで食欲がなくなったり、食べてもおいしく感じられないことはなかったですか？」

「普段は3食食べていたのが2食、1食と減り、ついには食べられなくなったことはなかったですか？」

技7 生活への支障を紙に書いていく

次に、それらの生活への支障が一気に来るのか、それとも段階的に来るのかを確認しながら紙に書いていきます。それを見ながら「具合が悪くなった時を振り返ると、こんなことが生活の中で起こっていたんですね」と共有します。

そして本人へ「普段自分では気づけないことでも、このように一緒に考えることで、生活面に現れるサインに気づくことができましたよね。このサインが現れたらどのように対処すると効果があるのかを、訪問看護で一緒に見つけていきましょう」と説明すれば、訪問看護で何をするのかということを理解してもらえるでしょう。これは「精神科の訪問看護って何をしてくれるんですか？」という質問に答えることにもなります。

技8 生活への支障にどう対処してきたのかを聞く

生活への支障が現れた時に、本人がどのように対処してきたのかも聞いておきます。

この時、「特に何も対処をしていなかった」と答える人も多いと思います。そんな時は質問を変えて、「生活への支障が現れた時はどのような生活を送っていたのか」「どのように時間をやり過ごしていたのか」を聞いてください。その共有から、本人がその状況をなんとか乗り越えようとして取った行動が見えてきます。どのような行動であったとしても、そうせざるを得ない状況であったことに理解を示します。

「不適切に思えるような行動が本人から対処として語られても理解を示すのですか？」という質問をもらったことがありますが、真の対処として機能するには、対処行動がその人の本当の希望（なりたい自分）につながっている必要があります。

例えば、「生活への支障が現れてきてイライラしたら、人を殴って対処してきた」と本人が言ったとします。その言葉を字義通りに受け止める前に、**それが本当に、その人の希望につながる対処として機能しているか否か**を本人と検討する必要があります。よく聞いていけば、本人は、常に人を殴って対処してきたわけではありません。とすれば、「人を殴って対処している時は、○○さん（利用者）の選択する力や、希望の感覚が弱くなっている時なのかもしれませんね」と伝え、共有することができます。

技9 生活の中で、楽しみに感じる行動を聞く

本人に、生活の中でどのような行動を楽しみにしているのか、どのような希望をもってそれに向けた活動をしているのかを確認します。

人が1日に使えるエネルギーや時間は限られています。調子が良い時は、楽しみに感じる行動や、希望にベクトルを向けた活動が増えていきますが、調子が良くない時は楽しみに感じる行動の頻度は減少し、希望にベクトルが向けられなくなります。そのバランスを精神症状だけで本人と共有しようとしたとしても限界があります（精神症状は目に見えるものではないので）。

そこで生活面や行動面に着目します。**精神症状が現れると、必ず生活面や行動面に何らかの形で影響します。**楽しみや希望に向けた行動ができなくなった時は、精神症状に行動が左右されて普段とは違う方向へエネルギーが向けられたのではないかと、本人と一緒に気づくことができます。

新規面接の技について解説しました。

「そのようなことをダイレクトに聞いても大丈夫なのか？」「余計に拒否される
のではないか？」と心配する読者もいるかもしれませんが、安心してください。
本人が新規面接を受けるにあたり訪問看護師と目の前で対話しているということ
は、少なくとも話を聞いてみようという思いはあるということです。今回の技を
踏まえて面接していくことにより、本人の主体性が立ち上がり、新規面接から実
のある訪問看護が展開できるのではないかと思います。

② 重要事項説明書

　訪問看護を開始・導入するには、訪問看護事業所と利用者が契約を締結する必要があり、契約書（契約行為を証明するための文書）を交わします。

　それとは別に、訪問看護ステーションは、重要事項を記した文書「重要事項説明書」を利用者へ交付し、説明をし、同意を得ることが必要です。「重要事項説明書」は契約書の内容について、個別の具体的な重要事項を説明する文書になります。私のステーションでは契約前に必ず重要事項を説明するようにしています。

　この"個別の具体的な重要事項の説明"について、皆さんはどのような内容を想定していますか？　24時間対応体制加算や夜間加算など、加算に関する料金説明などが主であると思っていませんか？　というのは、私も最初はそのように捉えていて、契約前に、その利用者に合った加算について重点的に説明するものだと考えていたからです。

　もちろん料金の説明も必要ですが、そもそも何のために重要事項を説明するのかを考えると、**訪問看護という資源を利用者自らが活用できるようになるために**行っているわけです。ということを考えた時、重要事項説明書の内容をさらにその目的に近づけたいと思い、私のステーションでは作成し直すことにしました[*1]。

　今回、その中でも重要と思われる箇所を抜粋し[*2]、どのように補足説明しているかを紹介します。

[*1]　重要事項説明書のガイドラインを示している都道府県もあります。文言に多少の違いはありますが、根拠の部分は変わらないと思います。

[*2]　色アミの部分は、説明の際に強調するため、下線を引っ張りながら読むようにしている部分です。

1. 事業の目的

利用者に対し、訪問看護・介護予防訪問看護のサービスを提供し、居宅において利用者がより自立した日常生活を営むことができるように支援することを目的に、サービスを提供します。

▌このように補足説明している

「私たち精神科訪問看護は、○○さん（利用者の名前）が自宅で自立した生活に向かえるよう、○○さん主体で支援をしていくという目的があります。ですから"あれをしなさい、これをしなさい"と、訪問看護が指示するようなことはしません。○○さんと一緒に考えて行動をサポートしていきます。

　ここで私たちが考える自立に関して誤解があるといけないので説明しておきます。自立というと、多くの人は支援なしで、すべて自分ですることと捉えがちです。しかし、私たちはそのようには考えていません。私たちの考える自立とは、社会資源を自ら活用し、症状とつき合いながら生活を組み立てられることです」

2. 事業の運営方針

利用者に対し、利用者の心身状態に応じた適切な訪問看護のサービスを提供します。訪問看護のサービス実施にあたり、サービス従事者の確保・教育・指導に努め、利用者個々の主体性を尊重して、地域の保健医療・福祉など関係機関との連携により、総合的な訪問看護のサービス提供に努めます。

▌このように補足説明している

「この中で重要なのは、"利用者個々の主体性を尊重して"という箇所です。具体的にどのような意味かというと、あなたがどのような生活を送りたいのか、どのような姿になりたいのかを尊重しながら支援していくということです。私たちが主導して何かをしていくことはありませんので、○○さんとしては"あれをやってくれない、これをやってくれない"という思いを抱くかもしれません。そのような思いが強くなった場合には、あなたがどのような生活を送りたいのか、どのような姿になりたいのかにもう一度戻って、そのために必要なことを一緒に考え、支援していきます」

3. 訪問看護計画の作成

　　主治医の指示に基づき、利用者の意向や心身の状況等のアセスメントを行い、目標に応じて具体的なサービス内容を定めた訪問看護計画を作成します。

▌このように補足説明している

　「訪問看護を開始するにあたって訪問看護計画を作成します。（実際に使用する訪問看護計画書を見せながら）このような用紙ですが、あなたと一緒に作成します。というのも、私たちだけで看護計画を作成するとあなたの"このような姿になりたい"という思いは反映されにくく、結局は"あれしましょう、これしましょう"という私たち主導の計画書になってしまうからです。そうならないためにも一緒に看護計画を作成させていただきます（＊ここで実際に少し、一緒に作成してみる）。

　このように看護計画を一緒に作成していくと、あなたの生活のベースが見えるようになってきます。そうすると、生活のベースから変化があった時に、それが調子が良い兆候なのか、良くない兆候なのかを一緒に考えることができます。もし良くない兆候であれば、"生活に現れているサイン"として共有し、どうすれば対処できるか、その方法を一緒に考えていきます」

4. 訪問看護の提供

　　訪問看護計画に基づき、下に挙げるような訪問看護を提供します。

【具体的な訪問看護の内容例】

① 病状、思いがどのように日常生活に反映されているのかを一緒に確認
② 清拭、洗髪等による清潔の保持、食事及び排泄等の日常生活行動における援助
③ 褥瘡の予防、処置
④ リハビリテーション
⑤ カテーテル等の管理
⑥ その他医師の指示による医療処置

▌このように補足説明している

　「訪問看護計画に基づき、訪問看護を提供します。1日に使えるエネルギーは

限られています。その限られたエネルギーを、症状とつき合いつつ、"自分の思いが反映された"行動に向けられるように、看護計画を一緒に作成してサポートしていきます。

そのためには"症状"と"思い"のどちらのほうが日常生活に影響しているのかを見ていきます。

調子が良い時は、"自分がこうなりたい"という思いに向けた行動にエネルギーを注ぐことができますが、調子が悪い時は、症状に影響された行動にエネルギーを注ぐことになります。そういう時、自分で振り返り、調子が悪いと気づき、対処行動ができればいいのですが、感情や精神症状は目に見えないので、気づかないうちに症状に影響された行動に振り回されてしまいます。ですから、先ほど看護計画で説明した"生活に現れているサイン"を明らかにし、対処法を考えていくことがとても重要です（＊この説明を加えることにより、**利用者は訪問看護計画書と普段の訪問看護とのつながりが見えるようになります**）」

5. 訪問看護の回数について

医療保険使用の場合は原則として1日1回、週3回まで保険適応となっています（特定疾患や急性憎悪などの場合はこの限りではありません）。

▌このように補足説明している

「訪問看護は1日1回、週3回までが保険適応です。1回の訪問看護の時間は30〜40分程です。調子が悪い時には、調子を持ち直すために少し長めになることはありますが、時間が長めの訪問看護を続けることはしません。そのような場合は、1回の訪問時間を増やすのではなく訪問回数を増やしていきます。

その理由は、訪問看護が長時間に及ぶとそこであなたがエネルギーを使いすぎてしまい、訪問看護が終わったあとヘトヘトに疲れてしまうからです。そうすると、本来エネルギーを向けていただきたい生活面にエネルギーを注ぐことができなくなります。先ほどもお伝えしたように、1日に使えるエネルギーは限られています。その限られたエネルギーをうまく使うために、訪問時間を増やすのではなく、訪問回数を増やしてエネルギーを分散しながら支援していきます」

6. 24時間対応体制加算について

　営業時間外の夜間・深夜・早朝の電話相談や訪問は、希望者のみの契約となり、上記料金に加えて法律に基づいた「24時間対応体制加算」の料金が必要となります。

＊24時間対応体制加算 … 6400円（1月につき）

▋このように補足説明している

　「24時間の緊急対応は、"命の危険性がある時""精神症状や感情に行動が振り回されて自分では対処できなくなった時"に使ってください。普段なら対処できるけれども、症状に行動や考えが振り回された場合に、普段と同じような対処ができなくなることがあると思います。その時は電話してください。

　電話で何をするかというと、状況を確認した後に、私が"いつもの対処をしたかどうか""どのような対処をしたのか"を確認します。対処方法が思い出せない場合は、お渡ししている看護計画を見て確認してもらい、訪問看護で考えた対処方法を実行していただくよう伝えます。

　このように、緊急対応というのは"命の危険性がある時""精神症状や感情に行動が振り回されて自分では対処できなくなった時"に使うもので、"寂しい""退屈"という感情を紛らわすための電話は受け付けていません。また"薬を大量に飲んじゃいました""リストカットしました"と電話をしてきたとしても、病院での処置が必要になりますので、救急車を呼んでいただき対応してもらうことになります。

　ですから、もし大量服薬やリストカットをしてしまいそうな時には、その行動をする前に電話をしてください。電話をすることにより、混乱した考えや行動にいったんストップがかかりますので、衝動的に行動するのを防ぐことができます。少し冷静になった後、看護計画に書かれている対処方法を一緒に確認します」

7. 情報提供療養費について

　訪問看護ステーションが、利用者の同意を得て、当該利用者の居住地を管轄する市町村等からの求めに応じて、訪問看護に関する情報を提供するものです。

＊情報提供療養費 … 1500円（1人につき）

▌このように補足説明している

「（情報提供書を見せながら）地域で何かあった時に、セーフティネットとして市町村には助けてもらわないといけない場面があります。その時に、何も医療の情報がないと円滑に動いてもらえないことがありますので、市町村等から求めがあった場合は、情報提供書の提出をさせていただいていますがよろしいでしょうか。

この情報提供書に関しても、看護側の思いだけで作成すると○○さんの思いが反映されにくくなり、思いのズレが生じることがあります。ですから、情報提供書も一緒に書きます。そうすることにより、たとえ思いのズレがあったとしても、その時点で修正することが可能になります」

8. キャンセルの場合

当日キャンセルの場合、○○○円のキャンセル料が発生しますので、前日までに連絡をお願いいたします。

▌このように補足説明している

発熱や感染症（インフルエンザ、胃腸炎など）などの明らかな身体症状ではない場合に、当日のキャンセルをしたいという時は、精神症状の波が現れている可能性があります。というのも、急きょ何らかの予定が入ったとしても、生活の組み立てが行えていれば、前日までには連絡ができるはずだからです。しかし、前日までに連絡せず当日にキャンセルするということは、生活の組み立てがうまくいっていなかったり、症状に振り回された行動が現れたりしている可能性が考えられます。

もし、"会うことがしんどい"という思いが強い場合は、訪問時に玄関先で"今日はしんどいから帰ってください"とお伝えください。その際は次回の訪問予定を伝えて帰らせていただきます。

予定を伝えて帰るだけで何の意味があるのかと思われるかもしれませんが、このやりとりが支援していくにあたりとても重要な意味をもちます。というのも、玄関先での短時間のやりとりであったとしても、お会いすれば、表情や身体の動

き、声のトーン、言葉の出し方などから、精神的なしんどさがどの程度なのかを推測することができるからです。また、しんどい状況のなか、短時間でも一緒に過ごしていますので、持ち直した際にその時のしんどさについて振り返ることもできます。

しかしこれが、全く会えない状態が続くと、しんどさの程度がわかりませんので、調子が悪くなっている兆候を見逃し、しんどさを支える支援（入院経験のある方なら、入院を防ぐこと）ができなくなります。

よく、"このようなやりとりだったら電話でできないのか"と聞かれるのですが、電話だけでは実際にお会いしていないので、身体的なしんどさなのか、精神的なしんどさなのかもよくわからないまま経過してしまいます。また、本来、訪問看護は訪問して状況や対処を共有していく支援になりますので、もし、その時に精神症状が強く現れているのであれば、そういう時にこそ訪問看護の力は発揮されます。ですから、そういう時にこそ短時間で結構ですので、会っていただければと考えています」

9. サービスの終了

ご利用者様のご都合でサービスを終了する場合、サービスの終了を希望する日の2週間前までに、文書でお申し出ください（文書でのお申し出後、主治医に報告いたします。主治医の指示で訪問を開始しておりますので、終了時にも連携を取っております）。

■ このように補足説明している

「訪問看護は、しんどい時に訪問することが多くなりますので、訪問スタッフに対して"もう来ないでほしい""会いたくない"という気持ちが強くなることがあります。そんな時に"訪問看護をやめます"という申し出を受けてただちに終了してしまうと、本当にサポートをしなければいけない時期にサポートできない可能性があります。ですから、終了を希望する2週間前までに文書で申し出ていただきます。2週間の間に主治医とも話し合ってください。その間の訪問看護は継続させていただきます。

主治医と話し合った結果、終了が決定したとしても、最後に、訪問看護を受けてから終了までの振り返りを行い、終了してからどういうところに気をつけて、

どのように生活を組み立てるのかという共有のための訪問看護はさせてください」

10. 契約解除

当事業所が、正当な理由なくサービスを提供しない場合、守秘義務に反した場合、ご利用者様やご家族様などに対して社会通念を逸脱する行為を行った場合や、当事業所が破産した場合は、文書で通知することで、ご利用者様は即座に契約を解約することができます。

▌このように補足説明している

「ここで言う社会通念は人によって価値観が違うので、"あれっ"と思ったらそのつど言ってください（＊このように説明するのは、自分の価値観と違うことが起きた時、些細なことでも「社会通念を逸脱した」と攻撃してくる人がいるからです。自分が思う社会通念の価値観が一方的に正しいわけではない、ということを伝えておくことは、のちのサービス提供に関する相談、苦情について説明をするところにもつながります）」

11. その他

ご利用者様が、病気・怪我などで健康上に問題がある場合や、サービス当日の健康チェックの結果、体調が悪い場合、サービスご利用中に体調が悪くなった場合は、サービスの変更または中止をする場合があります。その場合は、ご家族様または緊急連絡先に連絡するとともに、必要な措置を適切に行います。

▌このように補足説明している

「発熱やインフルエンザ、胃腸炎など感染症が疑われる場合は、安静を優先してその日の訪問は短時間で終了します。

また、訪問看護が刺激になりエネルギーを使い続けることが予測される場合は、その後の生活に支障をきたしますので、理由を説明し、"この時間で帰ります"と時間を区切って短時間で終了することがあります（＊「5. 訪問看護の回数について」で伝えた「1日のエネルギー」の話と関連づけて説明するとわかりやすいです。ここの説

明は双極性障害、パーソナリティ障害などの方の攻撃性や、白か黒かはっきりしないと気がすまない二分法の論理に巻き込まれない枠組みにもなります）」。

---

12. サービス提供に関する相談、苦情について

① 提供した指定訪問看護に係る利用者及びその家族からの相談及び苦情を受け付けるための窓口を設置します。

② 相談及び苦情に円滑かつ適切に対応するための体制及び手順は以下の通りとします。

【体制】

　指定訪問看護の提供に係る利用者からの苦情に迅速かつ適切に対応するために必要な措置を講じるものとする。

　事業所は提供した指定訪問看護に関し、法第23条の規定により市町村が行う文書その他の物件の提出、提示の求めまたは当該市町村の職員からの質問、照会に応じ、市町村が行う調査に協力するとともに、市町村からの指導または助言を受けた場合は、当該指導または助言に従って必要な改善を行うものとする。

【手順】

① 利用者より連絡を受けた者が内容を確認する。

② 管理者（所長：○○　○○○）へ即時報告する。

③ 連絡を受けた管理者は、直ちに対応する。

④ 管理者にて解決不可と判断した場合は、遅滞なくその旨を統括責任者（○○　○○○）へ報告する

⑤ 報告を受けた統括責任者は自らが対応するか、管理者へ指示を出すなどし、即時解決に向けて対応するものとする。

▌このように補足説明している

　「恋人や家族、友人であっても人間ですので、すれ違うことはあります。普段は許せることでも、自分のことで精一杯になっている時には、他人を思いやることや気遣うことができにくくなることがあります。訪問看護は調子が悪い時にこそ訪問しますので、思いのすれ違いが起こりやすい状況があります。そのような場面で"訪問スタッフを変えてほしい"という思いが強くなった場合に、訪問ス

タッフを変えるかというと、変えることはしません。"なぜ、変えてくれないの？"と思われるかもしれませんが、社会生活において別の人に変えることができない状況は多くあります。そのような時に相手を遮断するか、自分が我慢するということが続くと、さらに対人関係での悩みや苦しみは続きます。

ですから、訪問看護の場面で目の前のスタッフに"あれっ？"と感じた時には、思いのすれ違いが生じている可能性がありますので、その場で直接、感じたことを伝えてください。伝え方としては"なぜそういうことを言ったんですか""私はこう感じました"と伝えていただければスタッフは必ず受け止めます。思いを率直に伝えていただくことで、思いのズレが明らかになり、関係を修復して前に進むという経験の機会になります。そのような経験を訪問看護の中で積み重ねていただきたいんです。

もし、それでもうまく対処できない時は、私（所長）に電話をください。そこで私は、どっちが良いか、悪いかの評価はしません。何をするのかというと、"あなたがどのように感じたのか""スタッフはどのように感じたのか"という事実を確認し、初回面接で共有している"なぜ訪問看護を使うのか""どうなりたいのか"というところに立ち戻ります。そうすると"どこに思いのズレがあったのか"が見えてきますので、訪問看護をどう活用していくのかを共有することができます。

普段の訪問看護では、このような思いのズレを少なくするための工夫として、目の前で看護記録を書かせていただきます。言葉だけではどうしても"言った、言わない"のすれ違いになることがありますので、そうならないためにも毎回、訪問終了時に記録を確認しながら、"今日はこんなことを話したよね""こんなことを思ったけど間違いなかったですか"という確認をして帰ります（＊この説明により、何のために目の前で記録を書くのかを理解してもらいます。何の説明もなく目の前で記録を書くと、「あなた方の仕事を効率化するために記録を書かれて、いい気がしない」といった苦情に発展することがあります。ただし、目の前で看護記録を書かれるのがプレッシャーに感じる人もいますので、そういう人の場合は控えます。ただ、終了時にその日話をしたことに齟齬がないかは必ず確認します）

③ 看護計画

「訪問看護で看護計画を活用するのが難しい」という悩みをよく聞きます。その場その時の利用者との対話で看護が展開されていくことが多い訪問看護では、看護計画に立ち戻ることを意識しづらいのかもしれません。けれども看護計画なしに進んでいくと、横綱級ケースであればあるほど、後から何をやっているのかがわからなくなり混乱してきます。

看護計画とは、「相互に結んだ契約を記録したもの」★1 だと考えています。医療者側が勝手に主導して立てたような計画であってはなりません。そこで今回は、私が所属する訪問看護ステーションみのりで、「利用者主体」の看護計画にするために前提としている技をご紹介したいと思います。

技1 利用者の言葉をそのまま使う

看護計画は、当然ながら利用者のために作るものですから、利用者が「これは自分の計画だ」と思えるようなものでなければ作る意味がありません。看護側が解釈した言葉で書き直したり、専門用語を使うのではなく、利用者の言葉をそのまま記入する必要があります。

でも、このように書くと次のような疑問をもつ人がいるかもしれません。「これまでは、看護診断名やそれに不随する対処法を書いた看護計画でも、本人は受け入れてくれましたよ」と。でも、そうした看護計画で進めていった結果はどうでしたか？

あまりその看護計画は使われることなく、ただ記しただけのものになってしまったことはないですか？　そうなる理由は、本来は利用者自身のものであった看護計画が、医療者主体のものになっていたからです。

利用者自身が症状とつき合い、自己対処していく力をつける、そのための看護計画であるためには、**利用者が症状をどのように捉えているかを自分の言葉で表現すること、そしてそこにどのような苦しみがあるのかを一緒にアセスメントし、共有すること**が必要です。そして、利用者の言葉を言い換えることなく共有

し、記録する必要があります。

技2 「本人の思いと客観的状況とのズレ」を明らかにし、それを「共有している問題点」の欄に書く

自分の主観的な思い、願い、価値観と、現在自分が置かれている客観的状況にズレが生じるところに苦しみは構成される[★2]と言います。このズレを明らかにすることにより、解決に取り組むべき課題が浮かび上がってきますので、この内容をそのまま看護計画の「共有している問題点」に反映させます。

技3 「いい感じの時」「普段の生活」でのセルフケアを基準にする

看護計画を立てる時は、セルフケアをアセスメントしていくと思います。セルフケアを確認する際、つい利用者の「過去最高レベルのセルフケア」と比較して、問題点を挙げ、解決策を考えてしまいがちです。

しかし考えてみてください。精神科の訪問看護では、利用者のセルフケアを「過去最高レベル」に近づけるのが目的ではありませんよね？　それよりも、「いい感じ」で日常が送れたり、「普段の生活が送れる」ことが目標になるのではないでしょうか。

そこで訪問看護ステーションみのりでは、「いい感じの時」あるいは「普段の生活」でのセルフケアを聞き、それを基準にして、生活に出てくるサインに対する解決策を、利用者と一緒に考えていくようにしています。

普段のセルフケアの状態を聞くために、**資料1**のような枠組みを作りました。これはオレム・アンダーウッドモデルの普遍的セルフケアの要素をベースに、訪問看護で使いやすいようにアレンジした6つの項目（「食事」「清潔」「日中の活動」「睡眠」「人との関係」「内服と治療に対する思い」）を基準にした質問項目です。もし便利だと思ったら、コピーして訪問看護の時に持ち歩き、ぜひ使ってみてください。

そして、これを使って聞いた普段のセルフケアについて、事実のみを具体的に記入します。「普段のセルフケア」（現在の生活状況・観察項目）を記入しておくことによって、量・質的に変化があった場合に、調子を崩しているサインなのか、それとも回復しているプロセスなのかを利用者と一緒に検討することができます。

資料1	「いい感じの時」あるいは「普段の生活」でのセルフケアを聞くための質問項目
食事	回数、調理の有無、調理の内容、メニュー、調理の頻度・時間、調理をしていない場合は何を食べているのか（惣菜、弁当など）、調理のレパートリー
清潔	洗面・歯磨きの回数、入浴回数、入浴はシャワーのみかそれとも浴槽につかるのか、更衣の回数・タイミング、服の選び方、新しい服の購入の有無、洗濯の回数、洗濯は誰がするのか
日中の活動と休息	1人で過ごす時間は何をしているのか、どこで何をして過ごすのか（家の中で過ごすのか、外に出て過ごすのかなど）。人と過ごす時は自分から提案するのか、それとも人から提案されたことをするのか。好きなことや趣味、関心事に合わせた行動か（例：テレビを観るならどんな内容なのか、習慣でつけているだけなのか、そうではなく番組を選択して観ているのか、どの程度観ているのかなど）。休息はどのように取っているのか（ゆっくりする時間は何をしているのかなど）。仕事の状況、作業所・支援センターなどをどのように利用しているのか
睡眠	何時に横になって何時に起きているのか、寝入り・寝起きの状況、中途覚醒の有無、熟睡感の有無、日中の活動への影響（集中力など）
人との関係	人（家族、異性、友人など）とのつき合い方、対人関係のトラブルの有無、1人でいられるか
内服や治療に対する思い	服薬や症状とのつき合い方（不安や怒りなどの対処行動）、症状をどのように表現するか、薬の副作用

＊ 小瀬古伸幸ほか：WRAPの視点を取り入れた看護計画に基づく精神科訪問看護の効果［2014年度後期（財）在宅医療勇美記念財団在宅医療助成（一般公募）完了報告書］より改変。

1. 看護計画のフォーマット

本人の思い……「利用者がどのような思いをもちながら生活しているのか」を看護師と共有し、記入します。これによって、精神症状に行動が左右された時にも、本人の思い（例えば「入院せずに働きたい」）に立ち戻って考えていくことができます。

家族・支援者の思い……「家族や支援者がどのような思いでいるのか」を利用者自身が考え、看護師と共有し、記入します。この作業により、サポートしてくれている人のことも考えながら、生活を組み立てる工夫を見つけられるようになります。

目標……訪問看護側の目標ではなく、本人の目標です。ここも看護師と共有して入力します。

共有している問題点……訪問看護側が感じている問題点ではなく、本人が感じている問題点を書きます。

現在の生活状況・観察項目……現在のセルフケアをいったん入力します。その後

訪問看護のたびに本人と一緒に観察していき、セルフケアの推移と精神状態の関連について確認していきます。

本人の認識……利用者さんが事実と認識している出来事や症状をそのまま記入します。ここは看護師の言葉で言い換えないようにします。必ず本人の言葉をそのまま記入するようにします。

生活に出てくるサイン……調子が悪くなる時のサインを記入するのですが、これは訪問開始当初はわからないので空欄にしておきます。だいたい2〜3か月から半年くらい訪問を続けていくと、「現在の生活状況・観察項目」と精神状態との関連から、「これが調子が悪くなる時のサインだな」と思われるものが見えてきますので、それを共有し、入力します。なお、ここに記した内容は、月次報告にも反映していくとよいでしょう。

解決策……「生活に出てくるサイン」が現れた時の解決策を一緒に考え、入力します。ここには混乱していても遂行できる、可能な限り具体的な行動を書くようにします（例えば、単に「DVDを観る」のではなく、「お笑いのDVDを観る」のように）。

---

2. 利用者との会話をベースに、看護計画を立ててみましょう

　ここから、リストカットがやめられないAさんを初めて面接したという想定で、看護師との具体的な会話のやり取りからどのように看護計画を立てていったかを紹介します。太字はその時の看護師の質問の意図や解説を示しています。完成した看護計画は145ページにあります。

▌「本人の認識」を知るところから開始する

看護師　なぜ訪問看護を受けようと思いましたか？（＊**「本人の認識」を聞いて共有**
　　　　しようとしている）

Aさん　先生が受けなさいって言ったから。

看護師　先生はなんで受けたほうがいいって言ったと思いますか？

Aさん　突発的に危険なことをしてしまうからと思う。

看護師　突発的な危険なこととは？（＊**本人の言葉を使用する必要があるため、言葉の**
　　　　意味を共有しようとしている）

Aさん　リストカット。薬をいっぱい飲む。私は10代の頃からリストカットを
　　　　していて、リストカットはやめられないかも。

看護師　やめられないかも、ということは本来はやめたい思いがあるということ

ですよね？

Ａさん　（うなずく）

■ セルフケアについて質問し、現在の生活をアセスメントしていく

看護師　突発的な危険なこと（＊本人の言葉を使う）をしてしまう時の状況を教え
　　　　てもらっていいですか？（＊引き金になることをアセスメントしようとしてい
　　　　る）

Ａさん　理由はわからないです。とにかく耐えられなくなります。

看護師　理由はわからないけど耐えられなくなるんですね。その時の生活面で、
　　　　普段はやれるけれどもやれなくなることは何かありますか？（＊原因探
　　　　しではなく、セルフケアに表れる前兆をアセスメントしようとしている）

Ａさん　食事が食べられなくなって歩けなくなります。趣味の絵や読書ができな
　　　　くなります。

看護師　趣味にエネルギーが向けられなくなるんですね。食事はどの程度、食べ
　　　　られなくなりますか？

Ａさん　なんとか１食かな。

看護師　そしたら体力も落ちてきますね。

Ａさん　はい。

看護師　趣味ができなくなることについて、もう少し教えていただきたいんです
　　　　けど、趣味は一気にやれなくなりますか？　それとも徐々にですか？
　　　　（＊やれなくなる段階をアセスメントしようとしている）

Ａさん　そうですね。一気にやる気がなくなってどうでもよくなります。

看護師　やる気がなくなり、どうでもよくなるんですね。そういう時は自分に余
　　　　裕がなくなり物事を悪い方向に考えがちになる人は多いんですけど
　　　　（＊一般化して質問している）、Ａさんはどうでしたか？（＊一気にやる気がな
　　　　くなる時に生じる精神症状をアセスメントしようとしている）

Ａさん　そうですね。生きていても仕方ないと思ってしまいます。

看護師　生きていても仕方ないと思ってしまうんですね。それはつらいですね。
　　　　その時、夜は眠れていましたか？（＊多くの人に現れやすい不眠について聞
　　　　いている）

Ａさん　寝る時は薬を飲むので大丈夫なんですけど、朝が早くなって２時とか３
　　　　時に目が覚めるようになります。

看護師　朝早くに目が覚めるんですね。わかりました。突発的に危険なことをし

てしまう状況を振り返ると、食事が食べられなくなったり、睡眠がとれなくなって趣味も一気にやる気がなくなってしまう状況が起こるということですね？（＊これまで話をしたことにズレが生じていないかを確認している）

Aさん　はい。そうですね。

ここから希望と目標を意識した会話に入っていく

看護師　そんな時に、これまではどのように生活をしていましたか？（＊これまでの対処と、実践している解決方法をアセスメントしようとしている）

Aさん　リストカットがひどくなった時や大量服薬した時は救急で入院になりました。

看護師　入院は対処になりました？（＊行動の結果を一緒に評価しようとしている）

Aさん　入院したことでお母さんと一緒に住めなくなりました。本当は入院はしたくないです。そのためにはリストカットをやめたいです。（＊Aさんの希望と目標が表出された）

看護師　入院をしないために、本当はリストカットをやめたい思いがあるんですね。そしてお母さんとも一緒に暮らしたい思いがある？（＊本人の希望と目標を同定しようとしている）

Aさん　はい。そうです。

看護師　わかりました。今はその時のような突発的な危険なことをしてしまう状況はありますか？

Aさん　そうなりそうなことはあるけど、救急車は呼ばない程度でいけています。

看護師　救急車を呼ばない程度でいけているんですね。それでは今の生活状況を具体的に教えていただいてもいいですか？（＊救急車を呼ばずになんとか対処している今の生活をアセスメントしようとしている）

Aさん　昼間は家にいることが多いです。睡眠は6時に起きて、寝るのは早い時は19時頃。普段は21時かな。食事は1日3食、食べています。

看護師　外出の頻度はどうですか？

Aさん　そうですね。ヘルパーさんの移動支援を使えば外出できるけど、今は歩けないから自分では行けないですね。

看護師　1人では難しいけれど、誰かと一緒なら外出できるということですか？（＊セルフケアレベルの段階をアセスメントしようとしている）

Aさん　はい。そうです。

ここまでのやり取りを看護計画に反映させたものが**資料2**になります。この初期計画を基に、日々の訪問看護で行う具体的な内容を決めていくことになります。

　この看護計画はプリントし、利用者宅へ置いてもらいます。

引用・参考文献
★1　粕田孝行編：セルフケア概念と看護実践—Dr. P. R. UnderWood の視点から. へるす出版, p85-91, 1987.
★2　村田久行：援助者の援助—支持的スーパービジョンの理論と実際. 川島書店, 2010.

資料2　Aさんの精神訪問看護初期計画書

精神訪問看護計画書

氏名	A様	生年月日	
住所		要介護認定の状況	

本人の思い	家族・支援者の思い
母と一緒に暮らすためにリストカットをやめたい。	

目標	母と一緒に暮らす。

共有している問題点	現在の生活状況・観察項目
作成日：〇月〇日 リストカットや大量服薬をしてしまうことにより生活に支障をきたすおそれがある。	睡眠：6時起床。19時から21時に就寝。 食事：1日3食摂取。 日中の活動と休息：週2回、ヘルパーの移動支援を使い買い物に行く。

本人の認識	
・症状は、とにかく耐えられなくなって突発的に危険なことを止められないこと（リストカット、薬をいっぱい飲む）。 ・入院したことでお母さんと一緒に住めなくなった。本当は入院はしたくない。そのためにはリストカットをやめたい。 ・趣味が一気にやれなくなる時は、生きていても仕方ない思いが現れる。	**生活に出てくるサイン** 睡眠：2時〜3時に目が覚めるようになる。 食事：1日1食まで量が減る。 趣味：読書や絵が一気にやれなくなる。 外出：歩けなくなり、外出の頻度が減る。 **解決策** ・本人の思いが生活にどのように反映されているのかを共有する。

衛生材料等が必要な処置の有無　処置の内容、衛生材料（種類・サイズ）等、必要量

備考	
評価	

担当：

上記の訪問看護計画書に基づき指定訪問看護を実施いたします。

事業所名　訪問看護ステーション　みのり奈良

管理者氏名　小瀬古伸幸　　印

（左側注記）

どのような思いをもちながら生活しているのかということを共有します。本人の思いを共有することによって、精神症状に行動が左右された時にも、本人の思いに立ち戻って考えていくことができます。

訪問看護側が感じている問題点ではなく、本人が感じている問題点を記入します。

利用者が事実と認識している出来事や症状をそのまま記入します。看護師の言葉で言い換えないようにしましょう。「利用者がどのように捉えているのか」について語られた言葉を、必ずそのまま記入するようにします。

（右側注記）

「家族や支援者がどのような思いをもっているのか」を記入します。この作業により、サポートをしてくれている人のことも考えながら生活を組み立てる工夫を見つけられるようになります。

訪問看護側の目標ではなく本人の目標を記入します。

現在のセルフケアを事実としてそのまま記入します。現在の生活状況（ベースとなるセルフケア）を共有することにより、良好な自分を保つための行動から外れていたら、「今はどうなっているのだろうか」と一緒に振り返ることができます。そうすることにより、「悪い時の自分」（問題）に目を向けるのではなく、「良好な自分」を保つためにはどんな工夫ができるだろうかという目標志向にシフトしていけます。

「現在の生活状況・観察項目」にいったん記入したセルフケアを、その後の訪問看護のたびに本人と一緒に観察していき、セルフケアの推移と精神状態の関連について確認し、調子が落ちてきた時に生活に出てくるサインを記入していきます。

3. 看護計画にまつわる質問に答えます

アセスメントをしましたが、利用者に病識がなく問題点が共有できません。どうしたらよいでしょうか?

　問題点を共有できない時は、"医療者が思う"問題点を共有しようと取り組んでいることが多いです。「あなたの病気はこうですよね?」「あなたの生活はこうなってますよね?」と誘導してしまっているような場合にそうしたことが起きがちになります。

　利用者の状態によっては、話の内容があちこちに飛んだり独特な言葉で話す人もいるので、共有が難しい場合もあり、つい誘導したくなる気持ちもわかります。しかし、そのような場合も主観と客観を整理しながら、本人の話のなかで**一番軸になるキーワード**があるはずですので、それを一緒に探し、本人の苦しみの構成要素を明らかにします。

　つまり、先述した**「利用者が感じている苦しみ」の構造を明らかにする**ことにより、そこを解決するためには何に取り組んだらよいか、に焦点化するようにします。利用者がもつ主観的な思い、願い、価値観と、現在利用者が置かれている客観的状況に生じるズレ、それが本人にとっての苦しみになっているはずですので、その2つを共有していけば、問題点が自ずと出てくると思います。

　この時に気をつけるポイントとして、何度も言うようですが**言葉を変えないこと**です。言葉を変えた瞬間に「自分の伝えていることをわかってもらえた」感覚が少なくなり、問題の共有が途端に難しくなります。つまり、私たちが当てはめた言葉は利用者にとってはしっくりこないということです。これらのポイントを踏まえてやってみてください。

「現在の生活状況・観察項目」を聞き、「生活に出てくるサイン」までは出せました。そこから「解決策」はどうすれば見つかるのでしょう?

　「解決策」とは、調子が落ちないために普段からやるとよい行動(予防策)や、「生活に出てくるサイン」が現れた時にする行動を指します。

　人は日常の中で、無意識のうちに「こうすれば落ち込みや苦しみから回復する」という行動や方法を取っており、それで多くの場合は回復し、良好な自分を保っています。ただ、それは無意識にやっていることなので、状態が悪くなってくるとそうした行動を取ることが難しくなってきます。

　無意識の行動を、訪問看護では言語化し、意識して使えるようにしていくお手

伝いをします。それは「生活の中で具合が悪いサインが出てきた時は、普段はどうすると楽になりますか？」と聞くことにより出てくるでしょう。例えば「夜11時に寝たら楽になる」「お風呂に30分つかれば良くなる」のように利用者は話すかもしれません。解決策として記入する時は、「早く寝る」ではなく「11時に寝る」のように、あるいは「お風呂に入る」ではなく「30分つかる」のように、具体的なレベルで書くようにします。

利用者が「ああ、私はこういうふうにやっている時は楽になれているんだなあ」と、自分の状況や行動に気づくことができれば、調子が悪くなり始めた時の対処方法がわかるようになります。

緊急電話がかかってきた時も、「看護計画を出して」「解決策に書いてある○○をやってみたのなら、次は△△をやってみて。そしてどうだったのかを教えて」と言うことができます。そのような活用の仕方をするためには、看護計画を見た利用者自身でわかる対処、混乱していても遂行できる具体的なレベルで行動が書かれている必要があります。

「生活に出てくるサイン」に対して「解決策」を実践し、どうであったかを月に一度、本人と看護師が一緒に確認します。それが、看護計画の「評価」欄に書くべきまとめになります。

今回は、日々の訪問看護から看護計画に立ち戻り、活用するための運用方法を説明しました。看護計画の様式はどのようなものであってもかまいません。先述の3つの前提を踏まえながら取り組んでみていただけたらと思います。

4 緊急電話および緊急訪問

1. 緊急電話とは

　　24時間対応体制加算に基づく電話（以下、緊急電話）というのは、重要事項の説明時に同意を得て契約し、月々料金を支払っている利用者または家族のみが利用できるものです。

　　緊急性、切迫性が低いものに関しては通常の訪問看護時に相談してもらいます。緊急電話は、緊急性が高い相談（命の危険性がある時、精神症状や感情に行動が振り回されて自分では対処できなくなった時）のみに限定してかけてもらいます。

　　この項では、緊急電話がかかってきた時に私たちがどう判断し、動いているか、具体的なノウハウを紹介します。

2. 緊急電話への対応を統一しておく

　　緊急電話はスタッフが当番制で担っていることが多いので、自分が訪問したことのない利用者からの電話を受けることがあります。でも、緊急電話に対する基本対応を組織内で統一しておけば、利用者の詳しい状況まではわからなかったとしても、緊急時を切り抜けることはできます。

　　ここで私たちスタッフが陥りやすい罠について説明します。支援をしていくなかで私たちは、「不快な感情をどうにかしてあげなければ」「楽になれるように何かやってあげなければ」という思いが強くなることがあると思います。その時うっかり対応を間違えると、主体が本人から支援者に移り、緊急電話の使い方が本来のあり方ではない方向に行ってしまうことがあります。

　　例えばよくあるのは、利用者と寂しさへの対処について話し合った際に、スタッフが「この対処でダメだったら緊急電話をかけてくださいね」と伝えてしまう例です。するとある日、利用者から「自分で対処しているけど、寂しさがどうにもならなくて……。話を聞いてください」という緊急電話が入ります。対応した看護師は「私たちが寂しい感情をなんとかしてあげなければ」と思い1時間ほ

ど話を聞きます。翌日も同じ内容の電話があり、また1時間ほど話を聞きます。また、その翌日も同じ内容の電話がかかってきて……というように、毎日1時間、緊急電話として話を聞くということが繰り返され、終わりの見えない状態に看護師も疲弊してきます。

ここで考えなければいけないのは、この対応が、本人の主体性に向けたケアになっているかどうかです。「この対処でダメだったら緊急電話をかけてください」とスタッフが伝えた時点で、本人は緊急電話をかければ「支援者がこの寂しさをどうにかしてくれる」と思い、主体性が減弱化する、もしくは消失しています。つまり、自分の感情と主体的につき合う力が弱くなり、支援者が不快な感情をやわらげてくれる、という主体性の放棄が生じてしまうのです。

では、本人の主体性を保つためにはここで何をする必要があるでしょうか。

それは、緊急電話の使い方について、本人を主体に置きながら、**想定できる緊急場面について見通しを話し合うこと**です。そして緊急電話の目的と限界を共有しておくことが必要になります。

3. イライラ、孤独感、寂しさ……
感情が原因で緊急電話をかけてきた場合の基本対応

例えば、イライラ、孤独感、寂しさなどの感情が強く現れて、行動が自分では制御できなくなり緊急電話をかけてきた、という場合の基本対応パターンを下に示します。なお、実行する際はこの順番が大事になりますので変えないようにしてください。なぜこのように伝えるのかという理由を太字で示していますので、ここも利用者にわかりやすい言葉に変換して伝えてください。

▌緊急電話に対する基本対応パターン

❶「看護計画に書かれている対処法を実行してください」と伝える。（＊**まずは自ら対処する、ということに意識を向けてもらうため**）

❷「イライラや孤独感、寂しさなど、どうしようもない感情が制御されず、緊急電話をかけたけれども、電話をかけるという行動をすることは、なんとかしたいという気持ちがあるということですね。この電話で、いったん感情から距離をあけて冷静になれましたね」と伝え、そうなった自分を自覚してもらう。（＊**そのための緊急電話だということを共有する**）

❸本人と共有している、看護計画に書かれた対処行動を読み上げてもらう。

（＊これで感情から対処行動へと意識を向けてもらう）

❹ そのなかで、実行できそうなことと実行する順番を、本人に選択してもらう（＊対処行動の実現可能性を上げるため）

❺ 対処行動を実行するよう声をかけ、最後に、「それを実行した後の効果を、次の訪問看護で話をしてください」と伝える。（＊感情を消すのではなく、観察しつつ、制御できるようになることをねらっている。次の訪問でどんな対処行動が有効だったのかを話してもらい、今後につなげる）

　なお、普段の訪問看護の際に、緊急電話ではこうした内容をこの順番で話をしていく、ということを本人に伝えておきます。この説明を行うことによって、緊急電話は使ってよい場面に制限があり、そして電話をかけても**支援者が一方的に助けてくれるというものではない**ことを本人は理解します。そして緊急電話の目的は、つらい感情を払拭することではなく、**いったん制御できるようになること**である点を共有します。

　これら❶〜❺の順番で聞いていけば、支援者側も感情だけに着目することがなくなり、行動に意識を向けることができます。

　そして次に訪問した時に、「あの後、どのように過ごしたのですか？」と詳細を聞きます。そして払拭したいと思っていた寂しさ、孤独感などの感情と一晩つき合うことができたという事実を共有します。有効だった対処法は看護計画に追加します。

4. 応用編
本人の気持ちが対処行動に向かわず、手順通りに進まない会話例

　普段から緊急電話の使い方や目的を共有していても、精神症状の悪化により、緊急電話が複数回かかってくることがあります。特に双極性障害の方が躁状態で自分のエネルギーをもて余し、「誰かとしゃべりたい」という欲求を支援者側に向けてくることがあります。本人もなんとかしなければと思っていますが、気持ちとしては対処行動を実行したくない、という矛盾した状態です。そのような時は先述した基本対応パターンに乗りにくいので、さらにもう１つの技を出す必要があります。具体的な会話のやりとりを通じて解説します。

利用者　あかんねん。あー、私、あかんねん。

看護師　何があったんですか？

利用者　ハイテンションって言われて。どうしたらいいかと思って。薬も足らなくて。昨日も寝てないの。

看護師　薬は今日の分はあるの？

利用者　たぶんあると思う。

看護師　この電話は緊急の用事？

利用者　わからない。自分でも支離滅裂やと思う。ハイテンションでいたいの。

看護師　それをなんとかしたくて電話したんじゃないの？

利用者　そうと思うけど、わからない。支離滅裂だと思う。ハイテンションて言われて。自分ではわからない。どうしたらいいかわからない。

看護師　今パニックや混乱も起こっていると思うけど、こうやって話をしていったん落ち着いたと思うから、普段の生活をしよう。

利用者　それがわからんのよ。ハイテンションでいたい。

看護師　ハイテンションでいるとエネルギーを使うし、昨日も寝てないんだったら少し休んだら？

利用者　休みたくない。

看護師　え？　なんとかしたいから連絡したんですよね？

利用者　そうやけど、わからない。

看護師　じゃあ、……前に、緊急電話をいっぱいかけてきた時があったよね。その時は電話をかけることでよけいに焦りが出た感じだったから、今もそんな感じじゃないかなって思うよ。だから、電話をかけるよりは、とりあえず今思ったことを、いつも訪問看護でやっているように紙に書いてみたら？

利用者　そうかな。

看護師　そう、今をやり過ごすことを考えて、まずは書いてみよう。

利用者　はい。

〈夜中に再度、緊急電話が入った〉

利用者　あれから言われて紙に書いて、やったのよ。でも量がすごいことになってしまって。なんのためにやったの？　わからない。

看護師　でもやったことで、あれから連絡がなかったよ。どうしていいかわからない時間をやり過ごせたと思うよ。

利用者　そうなの？　わからない。お母さんは、あたしが疲れているんじゃないかって言うんだけど、でも寝たくないの。

看護師　この緊急電話の内容は？

利用者　もう書くのは疲れた。寝たくないの。ハイテンションでいたい。

看護師　書くのが嫌ならやめたらいいですよ。寝たくなくて、寝ないと決めたな
　　　　らそれでもいいと思うよ。でも今みたいに電話がかかってきたら、
　　　　やっぱり疲れていると思うから寝たほうがいいよとしか言えないよ。

利用者　疲れているんかな。

看護師　昨日も寝てないって言っていたし、疲れていると思うよ。眠剤を飲む飲
　　　　まない、寝る寝ないは任せます。ではいったん電話を切りますね。

利用者　はい……。

技1 「はい」と返答できるやりとりを挟む

　この利用者はこの時期、躁状態の真只中で落ち着きたくない自分がいました。落ち着いてしまうと「楽しい」と感じることが少なくなるからです。この緊急電話では、看護師側が利用者の行動をなんとかしなければという気持ちから、指示的にアドバイスをしてしまっています。しかし、そう指示されても「ハイテンションでいたい」という気持ちをもっている利用者は納得していませんし、どこかに反発もあります。いったん切っても再度電話がかかってくる可能性もあります。

　ではこのやりとりを、利用者が対処行動を取るように変えるにはどうすればよいでしょう。ここで考えることとして、本人は「ハイテンションでいたい」と言っていますが、自分が支離滅裂だという自覚はあります。それを自分でもなんとかしたくて緊急電話にかけてきたというところまでは共有できています。ここで、本人の「なんとかしたい」という思いを膨らませ、行動に結び付けることが必要になります。そのためには、**本人が何を言いたいのかをキャッチして返す**ということをします。では、本人の言葉をキャッチするために具体的にやることは何か。それは、**矛盾した内容であっても指摘せず、本人が「はい」と答えられるやりとりを挟む**ことです。

　手順としては、次のようになります。

▍「はい」と答えられるやりとりにするコツ

❶ 緊急電話を何のためにかけてきたのかを確認し、この電話で扱いたいと本人が感じていることを明確化する。

❷ 緊急電話の目的が明らかになったら、本人が「はい」と返答できるやりと
りを繰り返す。

❸ 具体的行動に結び付ける。

改善例

利用者 あかんねん。あー、私、あかんねん。

看護師 何があったんですか？

利用者 ハイテンションって言われて。どうしたらいいかと思って。薬も足らな
くて。昨日も寝てないの。

看護師 薬は今日の分はあるの？

利用者 たぶんあると思う。

看護師 緊急の内容を教えてもらっていいですか？（＊「緊急の内容」という言葉を
使うことで緊急電話でのやり取りであることをお互いに認識できる）

利用者 眠れないから。でもハイテンションでいたい……寝たくない。

看護師 眠れないけど、ハイテンションでいたいから寝たくないんですね？
（＊矛盾した内容であってもそれを指摘せずに、まずは本人が「はい」と返答できる
質問を重ねる。そうすることにより、相手に言葉をキャッチしているということが
伝わる）

利用者 はい。そうです。

看護師 ハイテンションなのはわかっているんですね。

利用者 はい。わかっています。

看護師 ハイテンションが続いたらどうなりますか？（＊リスクについて自覚してい
るから本人は緊急電話をかけてきているので、ここで本人が自覚しているリスクを
共有する）

利用者 眠れなくなる。そしたら先生に入院って言われる。お母さんにも迷惑を
かけてしまう。

看護師 それは○○さんが望むことですか。

利用者 望まない。でもハイテンションでいたいの。

看護師 ハイテンションでいたいんですね？（＊リスクを共有した後にハイテンショ
ンでいたいと言われると、支援者は、そのリスクを再度説明し、本人の不安をあ
おって行動を変えようとしがちになるが、それは反発を強めるだけ。再び「はい」
と返答できる質問を挟むようにする）

利用者 そう。ハイテンションでいたい……。

看護師　ハイテンションでいた時に、眠れないことや入院になるかもしれないこと、母へ迷惑をかけてしまうことなどがあるとおっしゃっていましたが、そのリスクを避けるためにはどうしたらいいと思いますか？

利用者　眠ること、かな。

〈続く〉

その前の会話では支援者がハイテンションでいることのリスクを説明し、あれこれ提案し、説得していましたが、いまひとつ本人には響かず、再度電話をかけてくることになりました。

今回の会話では、「ハイテンションでいたい」という感情はあっても**支援者は修正しようとせず、矛盾も指摘せず、本人が言いたいことをキャッチして返す**ということをしています。すると本人の反発がなくなり、ハイテンションでいることのリスクが本人自身の口から出されました。こうなれば、リスクマネジメントへ焦点を絞り、具体的な対処行動（やり過ごし方）に意識を向けていくことができます。

5. リストカットや過量服薬をして緊急電話をかけてきた場合

緊急訪問の判断において、本人から「手首を切りました。来てください」「過量服薬しました。どうしましょう」などと緊急電話があった場合、緊急訪問したほうがいいのかどうかという質問をよく受けます。

結論から言いますと、私の訪問看護ステーションでは緊急訪問はしていません。本人に自分で受診してもらうように伝えています。なぜなら、私たちが駆け付ける間にも事態が進行していくことが予測されるからです。ですから電話口で「適切な処置をしてもらえる病院へ行ってください」と伝えます。

「でも、命にかかわるほど切迫していたらどうするんですか」という心配の声を、他の支援者から聞くことがあります。その時は本人自身に救急車を呼んでもらいます。

その前提として、このような事態に陥らないために、24時間対応体制加算の説明を行う際に、**「リストカットをする前に電話してほしい」と伝えておくように**しています。リストカットする前であれば、先ほど示した「緊急電話に対する基本対応パターン」に沿って、衝動的な気持ちを一時的にでも乗り越えるための支

援ができるからです。

　なお、先に示したイライラ、寂しさなどによる救急電話への対応と、1つだけ違いがあります。それは、リストカットや過量服薬をした過去がある場合には、再びそれらをする場合を想定して、普段の訪問看護の時に、「緊急電話をかけてきた時に支援者が何と声かけするとよいか」をあらかじめ決めておくことです。そして電話がかかってきたら、前もって決めておいた緊急電話時の声かけを行います。

　決めておいた対処方法をとり、役に立った方法は次の訪問看護で振り返るというやりとりを何度か積み重ねるうちに、利用者自身のコーピング力が高まり、自分でリストカットや過量服薬の衝動を制御できるようになります。

6. 家族から緊急電話がかかってきた場合

　家族から「本人が薬を大量に服用した」「暴れそうで怖い」などの電話が入ることがあります。その際は、家族から状況を確認した後、まず本人に電話を代わってもらいます。通常であればその後、先ほど示した「緊急電話の基本対応」を行うのですが、精神症状や身体症状が急変しており、切迫性が高いと判断した場合は、もう一度家族に電話を代わってもらい、119番に電話をかけて救急隊を呼んでもらうように指示することもあります。私たちが緊急訪問で駆け付けるよりも、救急隊に連絡し、一刻も早く病院へ搬送してもらう必要があるからです。

　精神運動興奮など、精神状態が急変している場合は、事態が進行する可能性もありますので、まずは病院へ受診してもらうよう話します。しかしとても本人が受診できる状態ではない場合は、家族から救急隊や警察への連絡をしてもらうことを検討します。訪問看護はそれらの指示が終わった後、関係機関へ連絡し（夜間であれば翌日に連絡し）、連携を図ります。

　なお、子どもから親への暴力のリスクが高い場合は、まず暴力に対して「断固拒否する」という姿勢を親に取ってもらいます[*1]。ポイントは禁止ではなく拒否というところです。禁止と拒否は同じと思われがちですが、違います。禁止とは具体的に言うと「暴力はダメ」という姿勢を見せるということです。多くはこの禁止をやりがちなのですが、禁止を含む言葉は興奮している相手からすると上から目線に感じ、怒りを誘発させることがあります。ですから、禁止ではなく「断

＊1　配偶者への暴力（DV）や高齢者虐待では「その場から逃げる・離す」という対応が優先されますのでこの限りではありません。

固拒否する」という横並びの姿勢が大切になります。また、その際に暴力という言葉をハッキリと使うことも必要です。そうすることにより本人も「暴力を振るいそうになっている」という認識ができるからです。具体的には「私は暴力を受けたくない。嫌だ」とキッパリ伝えるということです。

次に、もし暴力を振るったならば親はどのように対応するのか、を本人へ予告してもらいます。具体的には警察などへの通報、もしくは避難です。これはあくまでも予告ですので、本気でやるというよりも本人が暴力を制御するための予告として捉えてください。

そのようにしても実際に暴力が起きてしまった場合は、安全確保のために親には避難してもらいます。避難した後は、その日のうちに本人へ、「あなたのことを見捨てたわけではない」と連絡をしてもらいます（その日のうちが原則）。

避難した後の帰宅のタイミングについてはケースバイケースになりますが、様子をはかりながら、長くても1週間ほどで帰宅してもらうことが望ましいと考えます。帰宅した後は暴力がなくなれば一緒に生活することを続けてもらいますが、再び暴力が起きたら同じように対応してもらいます。

暴力の多くはこれらの方法でおさまりますので、まずは取り組むことを勧めます。

そして日頃の訪問看護で、暴力に対する振り返りはもちろん、家族も安心して対話していける環境を作っていくことを実践します（ただ、日頃の訪問看護で「安心して対話する環境」を作るのは短期間では無理なので、暴力のリスクが高い時は、まずは暴力への対処方法に取り組んでもらう、ということです）。

【土俵際コラム】
事務員の電話対応

増田寛子 [訪問看護ステーション奈良・事務員]

　訪問看護ステーションみのりには「事務員マニュアル」があります。その中に「利用者の悩みや相談を受けない」というルールがあります。理由は、利用者の自立を考えた時、事務員が悩みや相談を受けてしまうと、それがご本人にとっての「対処方法」になってしまうおそれがあるからです。

　精神科訪問看護チームの一員として、事務員が電話対応をする時、どのような対応が望ましいのか、私自身の経験を踏まえて例を挙げて解説します。やってしまいがちな間違った対応も載せますので、なぜこれが間違っているのかを考えながら読んでください。

例1　Aさんから「訪問予定を確認したい」という電話が入った

　　Aさん　次の訪問日時を教えてください。

✕ 間違った対応とやりとり

　　事務員　○日の○時ですよ。
　　Aさん　ありがとうございます。

○ 正しい対応とやりとり

　　事務員　ファイルのなかにあるカレンダーには、いつと記載されているか、一度ご確認いただけますでしょうか？
　　Aさん　○月○日と書いてますね。ありがとうございます。

《解説》

　この2つの対応の違いはわかりますか？　最初の頃、私は「○時ですよ」と返答していました。利用者から問われたことに答えるのは当然の対応だと思っていたからです。でも上司から、「これは本当に利用者さんの主体性につながる対応かな？」と問われました。初めはどういうことかわからなかったのですが、もし私が同じような対応を続けた場合、利用者さんは事務員の手を借りないと次の予定が把握できないという状態が続きます。その状態が本当に利用者の主体性につ

ながる対応かと考えると、もう一工夫する必要がありそうだと気づきました。

　まずは訪問看護の場面で次の予定を利用者がどのように把握しているのかを知る必要があるなと考えました。当ステーションでは、次の訪問予定をカレンダーに記載し、訪問看護のファイルに入れて渡しています（方法は違ったとしても、どの訪問看護ステーションでも、次の予定は伝えてから帰っていると思います）。ですから、確認の電話があった際には利用者にカレンダーを確認してもらえばよいのです。

　この経験を振り返ると、1つのポイントが見えてきました。それは訪問看護での基本的な対応として、利用者へどのような説明がされているのかを事務員も知るべきだということです。もちろん事務員ですので専門的なことを把握するのは難しいです。しかし、次の予定をどのように伝えているのか、キャンセルに関してはどのように説明しているのか、訪問看護を終了する時にはどのようなプロセスを踏んでいるのかなど、契約時や重要事項説明書に記載されている内容について、あらかじめ管理者に確認しておくことはできます。

　一見すると単なる予定確認への対応なのですが、このような短いやりとりでさえも利用者の主体性に関連していることが理解できたところです。

例2　入院中のBさんが、病院の公衆電話から電話をかけてきた

Bさん　　看護師さんは、いますか？

事務員　　看護師は全員、外に出ております。

Bさん　　病院でお薬が少し変わった。点滴をすることになって、あちこち刺されて、気分が落ち込んでいる。

事務員　　薬の変更や点滴などで気分の落ち込みがあらわれているのですね。その気分の落ち込みに関して病院の看護師や主治医にお話しされてみてはいかがでしょうか？

Bさん　　……（しばらく沈黙）。はい、わかりました。ありがとうございます。…また、電話してもいいですか？

✕ 間違った対応とやりとり

事務員　　はい。また困ったことがありましたらご連絡ください。

Bさん　　ありがとうございます。

○ 正しい対応とやりとり

事務員　　私は訪問看護ステーションみのりの事務員ですので、入院中のことに関してお答えすることができません。病院の看護師や主治医にお話しいただいてもよろしいでしょうか。

Bさん　わかりました。

《解説》

　Bさんの場合は入院中のことですので、入院している場所で解決していく必要があります。2つの対応の違いとしては、本来、本人が誰に相談すべき内容なのかを考えフィードバックしているか否かです。

　冷静に考えればできそうですが、相手の沈黙があるとそれに耐えかねて、「また困ったことがありましたらご連絡ください」と言ってしまいがちです。また、会ったことのない利用者からの沈黙には戸惑うことも多いです。しかしこのような時こそ、事務員としての役割と訪問看護ステーションの役割に立ち戻る必要があります。

例3　Cさんから緊急に看護師に相談したい、という電話が入った

Cさん　看護師さんは、いますか？　お金のことで相談したい。

事務員　お金のことで相談したいんですね。ただ、お金のことの相談は訪問看護の時にお願いできますか。次の訪問が何日か、カレンダーに記載はありますか？

Cさん　○月○日です。でも、それじゃ間に合わないんです。看護師さんから折り返しお電話いただけませんか？

✕ 間違った対応とやりとり

事務員　看護師への相談は、訪問看護の時にお願いしております。もしくは、次の訪問までの間に訪問を調整できるかどうか、スケジュールを組んでいる担当者に確認させていただきましょうか？

Cさん　お願いします。

事務員　では、スケジュールを組んでいる者に確認させていただいて、折り返しお返事いたします。

○ 正しい対応とやりとり

事務員　お急ぎの理由を教えていただいてもよろしいでしょうか。

Cさん　お金について収支を合わさないといけないんです。いつも毎日合わせるようにしているんです。

事務員　毎日のことなんですね。お金のことですので、電話でやりとりするよりも次の訪問看護の時に合わせる形の方がいいとは思うのですがいかがですか？

Cさん　そのほうがいいかもしれないけど今日の分が合わない。

事務員　今日の分が合わないことも含めて、次回の訪問時に合わせる形ではいかがでしょうか。

Cさん　わかりました。次の時までそのままにしておきます。

《解説》

　「看護師に相談したい」と電話があった場合に、一般的にやりがちなのは「看護師から折り返し電話します」という対応をすることです。もちろん必要性があれば折り返し電話しますが、何でもかんでも折り返しの電話で対応してしまうと、看護師はどれだけ時間があっても対応が追いつきません。

　Cさんは「お金のことで相談したい」という目的があり連絡してきましたが、事務員は「お金のことの相談は訪問看護の時にお願いできますか」と返しました。ここまでは、本来の訪問看護の支援に立ち戻れていて良い対応でした。

　しかしCさんから「それじゃ間に合わないんです」と言われました。本当はそこでどのような理由で間に合わないかを聞けばよかったのですが、間違った対応では、理由が不明確なままやりとりが続けられました。その結果、看護師からの折り返しの電話を要求され、事務員から訪問看護の調整を提案しています。

　なぜそうなってしまったかというと、Cさんに「でも、それじゃ間に合わないんです」と言われ、「間に合わないのなら」と思ってしまったからです。Cさんとしては不安が強く、すぐに問題解決したい思いが優先して連絡してきていることは推測できますが、ここでお金の相談で急いでいる理由を確認する必要がありました。そして、次の訪問予定日での対応で問題がなければ、訪問時に相談してもらうように伝える必要がありました。

　「正しい対応」では、急いでいる理由を聞いて明らかにしています。

　ここまでの対応をした後に、もし「次の訪問看護まで待つことができない」という発言があった場合はどうすればいいでしょう。「待つことができない」ということが精神症状によるものなのか否かは、事務員では判断できません。その意味において臨時訪問の必要性があるかもしれませんので、ここで初めて「一度、看護師からの折り返しの電話をさせていただいてもよろしいでしょうか」という対応になります。

例4 **Dさんから、特定の看護師を拒否したいという電話が入った**

Dさん　訪問のたびに編み物のことを言うのでプレッシャーに感じる。そんなに

できないのに、何かいろいろ作れたらいいねと言ってくるのが嫌で。今日は訪問看護を休んでしまった。

事務員　プレッシャーに感じて訪問看護を休んでしまったんですね。

Dさん　訪問看護が嫌になっちゃった。

事務員　嫌になったんですね。

Dさん　嫌になったので次の訪問も休みたい。そのことを事務員さんから伝えてもらってもいいですか。

✕ 間違った対応とやりとり

事務員　そのような電話をいただいたことは、私から伝えておきます。次の訪問のことに関しては事務員では判断できませんので、折り返し訪問スタッフのほうからご連絡させていただいてもよろしいでしょうか。

Dさん　訪問スタッフとは訪問の時のプレッシャーに感じたことを思い出すから話をしたくない。

事務員　かしこまりました。そうしたら管理者の方からご連絡させていただくのはいかがでしょうか。

Dさん　よろしくお願いします。

◯ 正しい対応とやりとり

事務員　そうですか。その嫌になったご自身の率直な気持ちを次回の訪問看護の時にお話しください。

Dさん　えー。

事務員　Dさんにとっては言いにくいことかもしれませんが、看護師は利用者様の率直な気持ちには向き合うように教育されていますので、次の訪問看護の時にお話しください。

Dさん　なんて言ったらいいかな？

事務員　なんて言ったらいいのかわからないんですね。私に伝えたように、そのまま伝えていただいたら大丈夫ですよ。

Dさん　やっぱり本人には言いにくい。

事務員　言いにくいとは思いますが、私に伝えたように、そのまま伝えていただいたら大丈夫ですよ。

Dさん　訪問看護が嫌になっちゃった。

事務員　嫌になっちゃったということも直接、看護師に伝えていただいて大丈夫ですよ。

Dさん　訪問に来てほしくない。どうしても来てもらわないといけないですか？

事務員　来てほしくない気持ちが強いんですね。短い時間でも、玄関先でもいい
　　　　ので、率直な気持ちを直接、看護師にお話しください。
Ｄさん　わかりました。

《解説》

　特定の看護師への拒否を示す伝言には、ついつい「伝えておきます」「また折り
返し担当からご連絡させていただきます」と、管理者に相談する流れにしてしま
いがちです。しかし、Ｄさんの社会生活を組み立てる必要性を考えてみると、
その対応では事務員が、本来、本人が伝えなければいけないことを代理で伝えて
いることになります。

　Ｄさんが「嫌だな」と感じることがあった時、我慢したり、人を遮断したりせ
ずに、自分の思いを率直に伝え対話するということは、精神科訪問看護の自立支
援としても大切な経験になります。

利用者の自立支援のために、チームの一員としてどう動くか

　読者の中には、利用者の悩み事に対応し伝言を承ることを行っている事務員の
方がいらっしゃるかもしれません。事務員の役割として利用者の悩み事に対応す
ることへの根拠があれば問題はないと考えますが、そこに利用者が自ら考え行動
する主体性が存在するか否かは、考える必要があるのかもしれません。

　当ステーションでは「症状とつき合いながら生活を組み立てる」ことを目的に
訪問看護が提供されています。専門職ではない事務員であったとしても、チーム
の一員として、利用者が自ら伝える力・解決する力の促進をサポートする必要が
あります。精神科は身体科と違ってアプローチする際に医療器具は使いません
が、その代わりとなるものが「言葉」だと理解しています。自分の対応が利用者
の主体性につながっているかどうかを常に点検しながら、今日も利用者と交える
会話に敏感でありたいと思っています。

5 救命時 および 死亡時

1. 対応を整備しておく必要がある

　　独立型の訪問看護ステーションにおいて医療安全管理体制をどう作るかは、大変大きな課題です。特に中小規模の事業所では訪問看護の人員に余裕がなく、医療安全にまで目が行き届きにくいのが現状です。

　　しかし、仮に利用者に命にかかわる重大なことが生じ、医療安全管理体制が整備されていなければ、現場のスタッフは大混乱します。利用者が在宅で亡くなった場合、主治医がその場にいない状態での死亡ですので検死が行われます。スタッフは第一発見者として扱われますので、警察から発見時の状況について事情聴取を受け、2時間ほど拘束されます。そうすると、その日に予定されている訪問には行けませんので調整が必要になります。そのような場面において、1人で対応に追われるスタッフの疲労は相当なものになります。

　　これまで私たちが経験した緊急場面を振り返るだけでも、心筋梗塞で倒れて発見された人、過量服薬で倒れて頭を打って出血したまま意識がなかった人、寝ていると思ったら気道閉塞が起こっていて心肺停止状態にあった人など、さまざまなケースがありました。自分たちの予測を超えた事態が生じるのが緊急時です。どのように対応するのかは普段から事業所内で整備しておく必要があります。

　　この項では、精神科訪問看護において緊急事態が起こった時に冷静に対応するために、いつ、誰が、どのように対応し、周りはどのようにサポートしていけばいいのかをフローチャートにまとめました[*]。

---

［*］　次ページのフローチャート図（緊急時の対応）参照

フローチャート 緊急時の対応

訪問したが、利用者から応答がない。電話にも出ない。
所長に連絡をして対応方法を検討。

※身の回りを確認し、自身の安全を優先する。
→有毒物などを使用している可能性もある。

入室方法の例
❶ **安否確認の承諾が利用者に取れている場合**：鍵が開いていれば、玄関を開けて声をかける。何も応答がなければ室内に入らない。室内に入らないと状況がわからない場合は、警察官立ち会いのもと入るようにする。
❷ **安否確認の承諾が利用者に取れていない場合**：警察官立ち会いのもと玄関を開ける、等。

意識の確認
仰向けにして大声で呼び、意識の有無を確認する。

意識反応あり

・所長に連絡して対応の指示を仰ぐ（救急要請をするか、医療機関へ通院するか等）。
・関係機関（医療機関、主治医、行政、家族等）への連絡は、状況がわかれば所長が行う（訪問スタッフは本人への対応に追われるため）。

意識反応なし

救急要請を行う
・所長へ連絡し、状況を簡潔に伝え、心肺蘇生にあたる。
・可能な限り家族へ連絡し、救急要請を知らせたほうがよいが、状況がわかれば所長が行う（スタッフは本人への対応に追われるため）。

呼吸あり

バイタルサインを測定し、救急隊到着（3～5分）を待つ
・待つ間に循環サインがなくなったら、心臓マッサージを開始する。

呼吸なし／不明

心肺蘇生を継続
・気道確保ができなければ心臓マッサージのみでよい。救急隊到着まで続ける。

救急隊到着
・救急搬送する。

救急隊到着
・明らかに亡くなっていても救急隊が心電図をとる。死亡確認をしてから、救急隊が警察へ連絡する。
・警察到着後は警察の指示に従い行動する。
・終了後、所長へ連絡する。

意識の確認

・明らかに循環不全や身体の硬直などが起こっていて切迫性が高ければ、その時点で躊躇せずに救急要請を行う。

・縊首の場合、結び目は残るようにハサミで切る（結び目をほどかない）。検死の際の状況証拠として、他害の有無の根拠となる。

所長の動き

・訪問スタッフから連絡を受け、状況に応じた指示をする（救急要請、心肺蘇生など）。

・救急要請が必要な場合は家族へ連絡する。「**訪問スタッフから○○さんの意識がないと連絡を受けました。現在、救急要請を行って対応にあたっています。詳細については確認でき次第、ご連絡します**」（近所に住む家族ならすぐに向かってもらうようにする）

・応援が必要と判断される場合は他のスタッフの調整を行う。対応スタッフは2時間以上は拘束されるため、その後に予定していた訪問を調整したり、応援体制を整える。

救急隊への連絡

119番
▼
救急隊到着まで心臓マッサージ
▼
救急隊到着
▼
心電図
▼
死亡確認
▼
救急隊から警察へ連絡
▼
検死

119番「**訪問看護ですが、ご自宅に訪問したら利用者が倒れていて意識が確認できません。すぐに○○（住所）に来てください。それまで心臓マッサージを行います**」と連絡する。

・明らかに死後硬直が起こっていて亡くなっていると判断しても、客観的指標があるわけではないので救急車の到着までは心臓マッサージを続ける。

・救急隊到着後、心電図を必ず実施することになっている。死亡が確認されると救急隊から警察に連絡をしてくれる。

・警察到着後、検死が入る（単身者の突然死は必ず入る）。

※警察は第一発見者を疑います（そういう職種なので）。医療者からすれば死後硬直が起こっていれば亡くなっていると判断できますが、警察からは「心電図もとっていないのに、なぜ心肺蘇生をしなかったのか」と聞かれることもあります。ですので、救急隊到着までは心臓マッサージは続け、必ず救急隊が到着して死亡確認をしてもらってから、警察へ連絡してもらうようにします。

後日カンファレンス

スタッフのメンタル面も含め、1週間以内にカンファレンスを行う。

5

救命時および死亡時

2. フローチャートの読み方

　　緊急時の自宅への入室方法に関しては、事前に利用者とどのような合意形成がされているのかによって変わってきます。鍵が開いている状態であったとしても、返答がない場合は基本的には1人での入室は避けます。必ず関係機関や警察、管理人、事業所スタッフなど2名以上で入室し、安全の確保に努めます。本人の安否確認も必要ですが、自殺企図から有毒物が室内に充満していることがありますので、まずは自身の安全を優先に考えながら行動することが必要です。

　　入室後、本人を発見し、緊急事態であった場合、まず意識レベルを確認します。本人を仰向けにして大声で名前を呼び、意識の有無を確認します。

　　反応がある場合は事業所の管理者に連絡をし、指示を仰ぎ迅速に対応していきます。関係機関（病院など）への連絡は、状態がわかるようであれば所長が行います（訪問スタッフは現場の対応に追われるため）。

　　意識レベルが低下し反応がない場合は、すぐに救急要請を行い管理者に連絡を入れフォローしてもらいます（フローチャートの「所長の動き」を参照）。救急隊は3～5分ほどで到着しますので、その間に呼吸状態と循環サインを確認します。

　　呼吸停止している場合は、すぐに心臓マッサージを開始します。呼吸が確認できた場合はバイタルサインを測定します。もし、救急隊が到着するまでに循環サインがなくなった場合は、その時点で心臓マッサージを開始します。

　　このような緊急事態があった場合は、対応したスタッフのメンタル面へのフォローも必要になります。緊急対応している時は本人も必死になっていますから気づきませんが、時間が経つにつれ「本当にこの対応でよかったのだろうか」「このような状況になる前に何かやれることがあったのではないか」など、思い悩むことがあります。ですから、できるだけ早い段階で、オープンにその時の出来事や感情を話せるカンファレンスを開きます。

3. 救命や死亡に関する質問に答える

部屋から応答がありません。中で何か起きている気配がします。その時、部屋に入らず警察を呼ぶべきでしょうか。それとも1人で入ったほうがいいのでしょうか。

　　基本的にはフローチャートの「入室方法の例」にあるように、事前の本人との合意によって動き方が変わります。事前に安否確認の承諾が取れていない人は警察や保健所の職員（かかわりがある人）などに連絡を入れて一緒に入室することが

基本です。しかし、中には一人暮らしで訪問時間には玄関の鍵を開けているから勝手に部屋に入ってきてくれたらいいという方もいます。そういった時には玄関先で「"○○さん"と呼ぶので返事だけはしてくださいね」という約束事を決めておきます。もちろん、そのような約束をしていたとしても「その時に返事がなかったらどうするのか？」「ワンルームで鍵を開けて部屋の奥だけれども視界の入る所で倒れていたらどうするのか？」など、想定外のことは起こります。想定外のことも含めて、実際に私が経験したケースから具体的に説明します。

　対象者は訪問看護を受けていた40代の利用者でした。ワンルームの奥のほうにベッドがあり、いつもそこに横になってテレビを観ながら寝ていました。その方は「訪問時間には鍵を開けているので勝手に入ってきてくれたらいい」とおっしゃっていましたが、私は「インターホンを鳴らし名前を呼ぶので返事だけはしてほしい」と伝え、了承を得ていました。

　ある日の訪問時のことです。玄関から見える場所でいつもと同じようにテレビをつけたままベッドに横になっていました。しかし、玄関先で何度、名前を呼びかけても返答がなく、また、いつもは電気をつけているのに、その日は電気がついていませんでした。そこで、「何かいつもと違う」と違和感を覚えました。1人で入室するか否かを迷いましたが、その時は1人で入室して状態を確認しました。

　なぜ、1人での入室を判断したのか。フローチャートに沿うと2名以上での入室が望ましいのですが、私たちの立場としては医療者としての責務を考える必要があります。なぜなら、目の前で命の危険性が予測される人がいるにもかかわらず、何もしないとなると過失（注意義務違反）として捉えられる可能性があるからです。

　過失における注意義務の内容は、結果発生の予見義務と結果発生の回避義務の2つに分けられます。結果発生の予見義務というのは、危険な結果の発生をあらかじめ予見すべき注意義務であり（これに違反すると結果予見義務違反）、結果発生の回避義務とは危険な結果の発生を回避するために適切な措置を取らなければならない義務（これに違反すると結果発生回避義務違反）のことです。

　このケースの場合ですと、何度か大きな声で名前を呼びかけても返答がない（いつもは寝ていても起きる）、電気が消えている（いつもは電気をつけている）という、いつもとは違う状況がありました。もしかすると身体的に急変状態で、すぐに処置をすれば助かる状態なのかもしれません。しかし、それを確認するには、そばに行かないとわかりません。判断に迷うところではありますが、利用者が私たちの視界に入っており一刻を争うかもしれないことが予測される状態であれば、私

は入室して看護師としての責務を果たすことを優先したほうがいいと考えています。このような想定外のことも踏まえたうえで、事業所内で優先する事項について合意形成しておく必要があると考えます。

 部屋で明らかに呼吸をしていない利用者を発見しました。死後硬直と思われる現象も起こっています。呼ぶのは警察? 救急車?

明らかに呼吸がなく死後硬直と思われる現象が起こっていたとしても、勝手に亡くなっているという判断をしてはいけません。必ず119番に連絡して救急車を呼び、救急隊が到着するまでは心臓マッサージを続けます。救急隊到着後、心電図をとりますので、そこで実際に心臓が停止しているか否かを確認します。その後、心停止が確認されると救急隊から警察に連絡をします。警察が到着後、検視が行われますので2時間ほどは拘束されます。ですから、訪問調整や応援体制を他のスタッフが整えられるように緊急時の対応を整備しておきます（フローチャート内の「所長の動き」を参照）。

 訪問時に縊首していた場合に何か注意することはありますか?

訪問時に利用者が縊首していた場合、スタッフは目の前で何が起こっているのかが理解できず混乱することが予測されます。ですから、前もってチームでどのように対応するのかを決めておきます。

縊首を発見した場合、何よりも先に身体を床に下ろす必要がありますが、その際に注意しなければいけないことがあります。縊首の道具に結び目がある時は、その結び目が残るようにハサミで切ります（結び目はほどかない）。なぜなら縊首の場合は検視が必ず入りますので、状況証拠として結び目が他害の有無の根拠となるからです。また、1人で身体を床に下ろせないことも想定し、どのように応援連携を図るのかもチーム内で事前に決めておきます。これらを並行して行わなければいけないため、当ステーションでは所長から状況に応じた指示を出すようにしています。

 ヘルパーや相談員が訪問した際に、利用者がリストカットをして出血が止まらなかった場合、訪問看護に連絡が入り「来てほしい」と言われることがあります。その時は駆け付けたほうがよいでしょうか。

 ヘルパー支援中に「リストカットをしたから訪問看護に来てください」と言われたとしても「行けません」と対応します。なぜなら私たちが駆け付ける間にも

出血が止まらない状態が続き、危険な状況に陥る可能性があるからです。まずは処置をしてくれる近くの病院へ早急に行っていただくよう伝えます。移動手段としてはタクシーをお勧めしますが、出血量によっては救急車を呼ぶことも考慮しておきます。

　これは私の経験ですが、支援者や家族に「リストカットを止めに来てほしい」と言われたこともありました。その際にも「行けません」と返答しています。なぜなら、訪問看護においてリストカットを私たちが止めるという管理的な支援はしていないからです。ここで私たちがしなければいけないことは「リストカットを止めること」ではなく、リストカットをしたくなる感情とのつきあい方を一緒に考え、その行動をサポートすることです。しかし、それは電話での対応ではなく、本来の訪問看護の場面で行っていくことです。もし本人の状態が不安定であれば、予定していた訪問日時よりも早めることを提案し、調整します。

【土俵際コラム】
その他の質問に答える

問一

訪問看護を終了（卒業）にするタイミングを見極めるにはどうすればよいですか。

　精神症状が安定し自分の本来やりたいことに目が向いていくと、社会との接点が増えてきます。人によっては作業所やデイケアに通所し始めたり、生活訓練を利用し一人暮らしに向けて取り組み始めたり、アルバイトを始めたりと、自分で生活を組み立てるための社会資源の活用に広がりが見えます。そうなってくると必然的に訪問看護が入れる日が限られてきますので、週1回だったものが2週に1回、3週に1回と、随時減らしていくことになります。

　ここでポイントとなる点は、訪問看護を減らしていくプロセスで、今後危機的状況に陥った場合の具体的なリスクマネジメント（クライシスプラン）を共有しておくようにすることです。

　ケアの段階がそこまで進んでいくと、本人のほうから「訪問看護を卒業しようと思っているんです」と話されることが多いです。私たち訪問看護のほうでもそれが妥当だと考えれば、ぜひ主治医に話してくださいとお伝えします。そして本人が診察を受けた時に、主治医へ訪問看護での成果——例えば、「いい感じの自分」を保つために「毎日するといいこと」が明確になっていることや、クライシスプランを作ったことなど——と、卒業したいという思いを話してもらえば、主治医も安心して「では訪問看護は卒業しましょう」という形になるでしょう。

　まれに、そこまでケアが進み、「症状とつき合いながら生活を組み立てる」という目標が実現している利用者でも、本人から訪問看護の卒業の話が出ないことがあります。支援者から卒業の話をすると、「まだ不安なので、もう少し続けてください」と言われたりすることもあります。そうした時は、もしかして訪問看護と利用者の間に依存状態が形成されている可能性があることを考えてみてください。渦中にいる訪問スタッフは、依存状態にあることに気づくのは難しいので、チームで客観的な視点で見て、「なぜ卒業に向けての支援が進まないのか」を検討していくことが必要です。

どうしても卒業はしてもらうべきですか？ 訪問看護が入って安定しているのであれば、続けるという選択はダメでしょうか。卒業せずに長く利用してもらったほうが、事業所の経営としても安定するという面があります……。

 事業所の設立時には、誰もが利用者や家族に選ばれる事業所を目指すと思います。しかし、少々辛口なことを言えば、いつの間にか経営的な視点が主となり、訪問件数を稼ぐために利用者をかかえ込んだり、利用者をつなぎとめようとして必要のない過剰な支援をしたり、という残念な事業所も出てきます。

　しかし、ここでもう一度立ち止まって考える必要があります。

　経営的な視点は大事ですし、必要なことではありますが、それは事業の結果であり目的ではありません。利用者をかかえ込むことで収益は安定しているかのように見えますが、事業としての発展がありませんし、スタッフのスキルも上がっていかないので、何かの折りに利用者が減った際には利用者数を復活できず、最終的には減益していくのではないかと思います。

　ここで本来の精神科訪問看護の姿に立ち戻る必要があります。

　私たちは利用者の自立へ向けて段階的な支援を行い、訪問看護が終了しても本人自身が生活を組み立てることができる、という状態を目指しているはずです。であれば、卒業を迎え、新規の利用者を受け入れるというサイクルを繰り返すという形が健全なあり方ではないかと考えます。

　訪問看護ステーションみのりは、地域の独立型訪問看護ステーションとして、横綱級と言われた困難事例でも積極的に引き受け、訪問看護を卒業するということを常に意識しながらスモールステップで段階的な支援を組み立てています。そうすると、当初は横綱級困難事例とされ緊急電話をばんばんかけてきたような人でも、自分で自分を助ける方法がわかると安定し、振り回し行為もなくなり横綱級ではなくなっていきます。そんな利用者の姿を見ると、訪問看護としてかかわって良かったと実感しますし、自分たちの存在意義も感じます。スタッフも横綱級困難事例の担当になると、力がついて成長を実感できます。

　横綱級だった人も訪問看護を卒業できたことを示すと、それが私たちの実績として地域の行政などからは評価されるので、当ステーションへの相談・依頼件数は上向き以外、経験したことがありません。

　逆に、つなぎ止める目的で必要のない過剰な支援、例えば入浴介助などを延々と続けていた場合はどうなるでしょう。「何のためにそれをやっているのか」の見通しを説明できないような支援を続けていれば、スタッフのモチベーションも下がりますし、「これは看護なの？」という思いも出てくるでしょう。成長を感

じられない職場にスタッフは不安を感じ、心に離職の文字が浮かぶかもしれません。

 利用者につける担当スタッフについてです。変化に弱い利用者のことを考えると、固定したスタッフにしたほうがよいのかと思うのですが、みのりさんではどうされていますか？

　これについてもやはり「いずれは訪問看護を卒業する」という視点から考えています。

　卒業に向けて段階的に支援をしていくと、当然ながら本人は社会との接点を増やし、人間関係の視野を広げなければいけない場面が表れてきます。それをいきなり社会で経験してください、と放り投げればハードルが高くなりますから、訪問看護の場面を活用します。

　具体的には訪問スタッフを固定しないということです。「えっ、固定しないの？　精神疾患をもつ人は関係性が大事だから、固定したほうがいいのでは？」と思われた読者がいるかもしれません。しかし、訪問する支援者を固定するということは、特定の関係性は太くなりますが、人間関係の視野を広げる経験が少ない状況が作られてしまいます。そのことに支援者側が気づく必要があります。

　「ぜったいこの人」と固定している関係性は、訪問看護の卒業の壁になると考えます。ある一定の安定は得られると思いますが、停滞する可能性が高くなります。停滞が長く続くと卒業に向けて変化しにくくなり、むしろ後退しているとも言えます。卒業を視野に入れるならば、目に見えないほどのほんの小さな変化であっても、アップデートされていく必要があります。

 依存症の方がスリップしたり、精神症状が悪化して周囲が迷惑を被ったりすることがあります。そうした時に、私たちがついていながらこうなったことに敗北感が強くなります。そのようなことが起きた時、どのように考えていらっしゃいますか？

　結論から申し上げますと、敗北感を感じたり反省したりする必要はありません。ここではどのような心持ちや見通しがあれば次の展開につなげられるのかをお伝えします。

　私が何年か前にかかわっていた覚醒剤依存症の方を例にお話をします。その方は外来治療を受けてはいたのですが、繰り返し覚醒剤を使うことがあり、訪問看護が開始になりました。

　訪問看護では、覚醒剤を使いたくなる欲求、引き金を同定し、その対処を一緒

に考えました。本人は「これまでそのような引き金や対処を考えたことがなかった。これで薬を使わずに生活できると思います」と話されました。

しかしある日、本人の自宅に家宅捜索が入ったという知らせを聞きました。本人からは後で、「友人に誘われて1回だけやってしまった」と告白がありました。当時の私には「引き金や対処方法を共有していたにもかかわらずなんで使ってしまったんだ」という敗北感にも近い感情が押し寄せてきました。そして、その後には「自分のケアの何がダメだったんだろう」という自己嫌悪と、利用者を恨むような気持ち、自分の中での出口のない反省が湧き起こりました。

しかし、依存症のケアを学んだり横綱級と言われる人たちとかかわっていくなかで、私の考えは変わりました。後退に見えるようなことは多々起きますが、それは回復のプロセスにはつきものであり、利用者に反省や決意表明をしてもらってもほとんど実質的な意義はなく、それよりもこの経験で新たな引き金、サインがわかったと捉えて、本人と一緒に同じパターンに陥らないための対処法を見つけていくほうが数倍意義があります。

依存症に関して言えば、スリップする理由は人それぞれですが、多くは理由があってないようなものだと考えています。

ですから、やった理由を追求するよりも、利用者自身がどうすればやらずにいられるか、その生活の工夫を自分で気づいていくプロセスや、その時の試行錯誤につき合うということが訪問看護では必要だとわかりました。

そう考えると、本人の課題と訪問看護の課題が分離されていくので、敗北感や反省に至ることなく本人自身が気づいていけるタイミングを「待つ」というスタンスでいられるようになりました。

そのようにして私が体得した技と型を、この本に集約したというわけです。

単身の男性利用者宅へ女性スタッフが1人で行くと何かあると困るので、男性スタッフか、もしくは複数名訪問で対応しているのですが、訪問ルートが限定されますのでシフトが組めなくなってきます。何か、いい打開策はありますか？

私の考えを申し上げると、まず、「女性スタッフが1人で行くと何かあるかも」ということについて、事実に基づいたアセスメントを適切に行っているかどうかを考える必要があります。

例えば、医療観察法の対象者で強姦などの触法行為があった場合は、女性スタッフ1名で行くには危険が伴います。しかし、一般精神医療を受けられている方で、暴力行為や精神運動興奮などのリスクがないのであれば、単身の男性と

いうだけで女性スタッフ1名での訪問を避ける理由はないと考えます。

　ここで大事なのは危機管理について事業所内で合意しておくことだと思います。

　例えば、訪問していて危機を感じるというのであれば、単身の男性宅に女性スタッフが行く時は、玄関に近いほうに座るようにしたり、危険を感じたら利用者に理由を説明して玄関先での訪問にしてもらったり、また、何かあった時にすぐに電話ができるように必ず手元に携帯電話を持っておくなど、リスクマネジメントをすることです。これらをマニュアル化して情報共有しておけば、一律に単身の男性利用者は女性1名での訪問看護は不可ということにはならないと考えるのですが、いかがでしょうか。

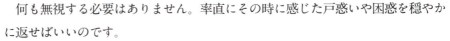

性的な話をずっとしている利用者の言葉を無視してもいいものなのか、対応に困ります。何か、いい対応はありますか。

　何も無視する必要はありません。率直にその時に感じた戸惑いや困惑を穏やかに返せばいいのです。

　例えば「性に関する話をされると私はどのように反応していいのか困ります」のように、「私は」を主語にしたIメッセージを意識して伝えるような穏やかさです。

　ここで支援者側の心配として、自分の思いを率直に返すことによって「本人が否定された」と捉え、精神症状に影響するのではないかという心配をされているのかもしれません。しかし、通常は穏やかに返せば症状が悪化することはありません（もし、率直に返したことによって精神症状が悪化したのであれば、そもそもその時点で症状が悪化している可能性が高いでしょう）。

　また、自分が感じた異和感を率直に返すことによって、利用者は「人は自分の言動によってそのように感じるんだ」というコミュニケーションを学ぶ経験にもつながります。

利用者から「今日に限らず、訪問看護の時は質問攻めにあっているようでしんどいです」と言われました。このような場合は訪問内容を構造化するために、質問をする時間枠を決めたほうがよろしいでしょうか。

　このように利用者から言われた支援者は「そんなつもりはなかったのに」とショックを受けたのではないでしょうか。なぜなら、「質問攻めにしてやろう」と思いながら訪問している支援者はいないからです。しかし、利用者は「質問攻めにあっているようでしんどい」と感じたということは、ここに支援者と利用者の

思いのズレがあります。

　それでは、このズレを見ていくために、まずは支援者が何のために質問しているのかを考えてみます。

　情報収集、アセスメント、報告書の作成、支援者としての義務感など、いろいろな理由が考えられます。いずれにしても支援者の中に、本人の症状や生活を「管理」しなければいけないという専門職の枠に縛られた責任感があり、そこから発せられた質問だったのではないかと推測します。それが、利用者にとって「質問攻めにあっているようでしんどい」と感じる状況を作り出したのではないかと思うのです。

　それでは、このような状況に陥らないためには、時間枠を決め、訪問看護を構造化すればうまくいくのでしょうか。もちろん、それも1つの方法だとは考えますが、利用者は「質問攻めにあっているようでしんどい」と話していることから、質問する時間枠を決めたとしても解消されることはないと思います。

　ここで必要なのは、質問ではなく「対話の工夫」です。どのような工夫ができるか、私の経験からお伝えします。

　それは、「調子はいかがですか？」といったような病状に関するダイレクトな質問を自分に対して禁止することです。支援者の中には「症状がアセスメントできないのではないか」と心配する方もいますが、対話をきちんと続けていれば本人から病状レベルの話が表出されます。むしろ、病状に関する質問を避けた対話を続けることによって、これまで本人から語られたことがない話が出てくることが多いです。

　ちょっとした工夫ですが、その即効性に驚く支援者は多いです。そして、その語られた内容から、病状や生活面を本人と一緒にアセスメントしてください（具体的には第Ⅱ章の事例での会話を参照してください）。

　一度でもいいですから、病状に関するダイレクトな質問を自分に禁止して、いつもとは異なる利用者の反応を体感してください。

"対応技"一覧

横綱1　リストカットがやめられない人への対応技

支援を受ける理由を受け身のままにしない ……………………………… 024

一度、口にした希望や目標に過剰な期待をかけない ……………………… 024

看護計画を一緒に作成し、自己選択感・主体性をもってもらう ………… 025

他の支援者を批難せず、それぞれの役割を本人に伝える ………………… 025

問題行動ではなく、対処法だと捉え直す …………………………………… 026

感情とつき合いつつ、乗り切るための行動を見つけていく ……………… 027

リストカットをしていない時の行動や感覚を言葉にする ………………… 029

横綱2　連続飲酒のループから抜け出せない人への対応技

飲みたい気持ちを隠さず言える関係を保つ ………………………………… 032

強い意志を求めるよりも、アルコールから離れていられる状況を作る … 033

本人へ宣言したことは実行する ……………………………………………… 034

イネイブリングをやめ、本人の責任は本人へ返す ………………………… 035

介入のチャンスがくるまでは、事態が急速悪化しないよう見守る ……… 036

アルコール依存症の診断名がつくほうが望ましい ………………………… 037

横綱3　発話が少なく、思いや言葉を出しにくい人への対応技

現時点で機能している対処行動を探す ……………………………………… 041

電話せずにやり過ごせた日の行動を詳しく見る …………………………… 042

昔の対処法に戻らず、「今」起きていることへどう取り組むかを一緒に考える … 043

主治医に自分の思いを伝える経験をする …………………………………… 045

「調子」を見える化する ……………………………………………………… 046

「いい感じの自分」「毎日するといいこと」「時々するといいこと」を書き出す … 047

外側の引き金と内側の引き金、それぞれへの対処行動を決める ………… 048

横綱4　子どもを虐待してしまうが、その自覚がない人への対応技

「人からは危険に見えた」行動への対処行動を決めていく ……………… 053

アセスメント力を発揮して真の引き金を探す ……………………… 054
子育てに関して本人が工夫していることを共有する ……………… 055
本人の前提を共有。
そのうえで、優先的に時間を使うポイントを決めていく …………… 056

横綱5　気をつけていても過活動になり、その後のうつが避けられない人への対応技
「いい感じの自分」の感覚を思い出してもらう …………………… 061
本人が「調子」を測っているポイントを見つける …………………… 062
2段階前のサインを見つけ、対処する ………………………………… 063
予防のための生活ルールを決める …………………………………… 067

横綱6　母への要求が強く、イライラし、引きこもりと暴力がある人への対応技
「なぜ主治医は訪問看護を受けるように言ったと思うか」を聞く … 070
「なりたい姿」を言葉にし、訪問看護で取り組むことを明らかにする … 070
思いのズレを明らかにする ……………………………………………… 073
人にやってほしいサポートを決め、具体的に書く ………………… 074
WRAPを導入。「元気で健康でいるための生活の工夫」を書き出す … 076

横綱7　食事と飢餓感に思い込みとこだわりが強く、横になってばかりいる人への対応技
薬が飲めていない理由を本人に教えてもらう ……………………… 078
「その行動は何のため?」を、こちらの経験を踏まえながら雑談のように聞く … 079
「常にその状態なのか?」「どんな時は弱まるのか?」を聞く ……… 080
家族はすぐに改善すると思いがち。必ず見通しを伝えるようにする … 081
「どうにかしなければ」と思うあまり、本人を脅さない ………… 081
曝露反応妨害法的な行動実験を行う ………………………………… 082
症状とつき合いつつ生活を組み立てるサポートをする ………… 083

横綱8　要求をエスカレートさせていく人への対応技
症状として捉えていることを言葉にしてもらう …………………… 087

訪問看護の役割を、あらかじめ準備した方法で伝える ····· 087

「生活への支障」に焦点を当てて看護計画を立てる ····· 088

躁とうつの波による生活への支障を本人と共有する ····· 089

相手が納得しやすい大義名分を持ち出す ····· 090

折り合いがつけられそうな落とし所の見通しをつける ····· 091

雑談を通じて「本来の穏やかな〇〇さん」を共有する ····· 093

折り合いをつける経験のためのお膳立てをする ····· 093

追求や論破はしない。激しい感情とつき合えている自覚を促す ····· 094

横綱9　「訪問看護やめます」と電話で伝えてくる人への対応技

「入院が耐えられなかった」という現実を共有しておく ····· 097

恐怖心をやり過ごし、どう生活するかを一緒に考える ····· 097

「嫌だと感じたらすぐに関係を切る」の誤学習をさせない ····· 098

感情転移が起きている可能性に気づく ····· 099

その時「あなたはどう行動したのか」を聞く ····· 100

無意識に行っている工夫を書き出す ····· 102

横綱10　家庭で孤軍奮闘し、怒りと死にたい思いを抱いている人への対応技

家族と本人の思いをすり合わせ、言葉にする ····· 104

話が止まらない人には、エネルギーの分配について伝える ····· 105

「課題の分離」を伝える ····· 106

クライシスプランを作る ····· 108

クライシスプランが機能しなければ、見直し、対処策を立てる ····· 110

横綱11　精神的ストレスからくる腰痛で、生活が成り立たない人への対応技

「できないなら即支援」という考えを改める ····· 113

生活課題への乗り越え方を一緒に検討する ····· 114

状態悪化に応じて「やること」を決める ····· 115

自分で主治医へ連絡を入れるサポートをする ································ 115
制度を利用できるよう一緒に調べる ································ 116
本人同席のカンファレンスを開く ································ 118

1　新規面接
「訪問看護の説明に来た」ことを明確に伝える ································ 122
なぜ面接を受けようと思ったのかを尋ねる ································ 122
周りの人がなぜ訪問看護を勧めたのかを考えてもらう ································ 123
「病名」「症状として捉えていること」「治療」を聞く ································ 123
「症状として捉えていること」と「生活の困り事」は分けて聞く ································ 124
入院までのプロセスを聞く ································ 124
生活への支障を紙に書いていく ································ 125
生活への支障にどう対処してきたのかを聞く ································ 125
生活の中で、楽しみに感じる行動を聞く ································ 126

3　看護計画
利用者の言葉をそのまま使う ································ 138
本人の思いと客観的状況とのズレを明らかにし、
それを「共有している問題点」の欄に書く ································ 139
「いい感じの時」「普段の生活」でのセルフケアを基準にする ································ 139

4　緊急電話および緊急訪問
緊急電話への対応を統一しておく ································ 148
「はい」と返答できるやりとりを挟む ································ 152
リストカットや過量服薬をして電話をかけてきた場合 ································ 154
家族から緊急電話がかかってきた場合 ································ 155

5　救命時および死亡時
フローチャートで対応を整備しておく ································ 164

ちょっと長いあとがき

スキルがなければ事業所は閉鎖に追い込まれる

　訪問看護の事業所が閉鎖する主な要因は、赤字経営に陥り継続が難しくなるということだと思われがちですが、じつは事業所を運営していく管理者がいなくなったり、看護師不足になったりして閉鎖になることも多々あります。そして看護師が現場から去る理由の1つに、横綱級困難ケースとの遭遇があるのではないかと私は推測しています。

　事業を続けていけなくなることは、事業主やそこで働くスタッフたち、利用者たちにとっても不幸なことです。本書は、できるだけ多くの事業所が継続していけるよう、精神科訪問看護における知識と技術（アセスメントを含めて）を言語化することをねらって作成しました。

　言語化とは、つまり自分たちの実践している精神科訪問看護の役割を「伝え」「発展させる」ことができるようになることです。実践している支援者が役割を他者に伝えることができたら、訪問看護だけでかかえ込むことは少なくなります。そうすると、どのように福祉へつないでいくか、どのように行政の力を借りて展開していくかといった、本人を主体とした地域でのチーム連携を考え発展させていくことができるようになります。

活き活きと働ける職場（チーム）作りには主体性が不可欠

　私は、精神科訪問看護の職場やチームでは、「1人1人が主体性をもち活き活きと働ける職場（チーム）を作る」ことが必要だと考えています。

　こう思ったきっかけは自分自身の経験に基づきます。

　私は訪問看護スタッフとして入職し、その半年後にサテライト（営業所）のリーダーとなりました。訪問看護の実践年数が増えると、多角的に物事を見ることができるようになってきて、職場のまとめ役として期待され、自分の看護以外の動きを求められることが多くなりました。そうした状況で徐々に自分の中で「こうしなければいけない」という思いが強くなり、知らず知らずのうちに枠を作ってしまい、苦しみが強くなった経験があります。この苦しみは大きくなるほど心が疲弊していきます。人によっては退職を考えることもあるのではないかと、この時思いました。訪問看護の全体像がわかり始めてきた3年目くらいに、同じような苦しみに陥る人が多いのではないかと想像しています。

　そこで、中間管理職を作って人に指示するような従来のチーム作りではなく、

リーダーを置かずに1人1人が主体的に働けるチーム作りをしていこうと考えました。スタッフ1人1人が自分で状況を判断し、目的を明確にし、自らの責任で最も効果的な行動を取ることができるようにするのです。そうすれば、1人ずつがチーム内での自分の役割を認識し、その力を他者との間で相互に活用していけるのではないかと考えたのです。

「自分を知る」ことを深めると、価値観の違いが受け入れられる

主体的な人が集まったチームを作るには、「自分を知る」ことを深める必要があります。なぜなら「自分を知る」ことを深めていない段階では、自分の価値観と相手の価値観に違いがあった時に、他者の価値観を「受け入れない」ことが起こってくるからです。そうすると、相手を遮断するか批判する、もしくは自分の価値観に染めようとします。そこには「こうしなければいけない」という思い込みや、看護としての枠組みがこびりつき、「すべき思考」の心の動きが強く表れます。そうなってくると、他者やチームを変えようという思いが強くなります。

相手が変わらなければ苦しみが生じて、知らず知らずのうちに被害者意識が芽生えてきます。「会社が何もしてくれないからこうなった」「あのスタッフがいるからチームがうまくいかない」「管理者がしっかりしていないからこうなったんだ」と環境のせい、人のせいにするようになります。自分自身に「こうしなければ」という思いを向けてしまうと、「私にはできない」「そこにエネルギーを使うことができない」という枠を作り、その中で苦しみを生み、自分らしく働くことを見失っていきます。

一方、「自分を知る」ことを深めている人は、相手の価値観と自分の価値観に違いがあったとしても、そのまま受け入れられます。なぜなら自分の価値観を理解しているので、相手の価値観と混同することなく、違っていることを当然と認識できるからです。看護師からの見え方、作業療法士からの見え方、事務員からの見え方、管理者からの見え方、それぞれ違います。自分の価値観のみに縛られることがないチームは、自己成長を続けていきます。

行動した後にしか結果はついてこない

本書を閉じて何時間後かに訪れる訪問看護の場面では、本書の内容を何か1つでも行動に移してみてください。その一歩からすべては始まります。最初は、

自分の技にしていくまでには何度か読み返しが必要で、トライ＆エラーを繰り返すかもしれません。それらを受け止めつつ突き進めば、やがて技の解像度は上がり自分のものになっていきます。突然うまくはなりません。日々の積み重ねが力になるのです。その力が集まれば、横綱級ケースという言葉がこの世の中からなくなる未来が見えてきます。そんな未来を語り合い、共に迎えましょう。

　最後に、本書の前身となる雑誌『精神看護』での連載から、本書の企画に至るまで根気よく支えてくれた医学書院編集の石川誠子さんに御礼を伝えたいです（今思えば、石川さんが訪問看護ステーションみのり奈良に出張に来てくれなければ、この企画は生まれませんでしたね）。

　そして私の新人時代の約3年間、毎日のように何時間もかけて夜遅くなるまでフィードバックし続け、私の実践の基礎を築いてくれた、上司である進あすかさんに特別な感謝をささげます。進さんという羅針盤なしには、新人だった私は完全に横綱級困難ケースに飲み込まれ、方向性を見失っていたのではないかと思います。

　そして、いつも私の語りに時間を割き粘り強く耳を傾けてくれる訪問看護ステーションみのりのスタッフのみんな、居てくれてありがとう。実践の仲間の励ましと助言が、私の拠り所です。そして、私たちの訪問看護を受けてくださり、回復の道筋を一緒に歩んでいる利用者の皆さんにも感謝を伝えたいです。

　みんな、ありがとう。

　今ここで本書を手に取り読んでくださっている読者の皆さん、地域での精神科医療はまだ発展途上です。これからもお互い切磋琢磨しながら、一緒に道を切り開いていきましょうね。

2019年6月

小瀬古伸幸